N. H. RIETBROCK ∎ H. BEY ∎ H.-P. E. LOHRMANN

Fragen Sie Ihren Arzt oder Apotheker

N. H. Rietbrock   H. Bey   H.-P. E. Lohrmann

Fragen Sie Ihren Arzt oder Apotheker

Therapie im Dialog mit dem Patienten

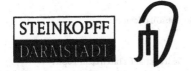

STEINKOPFF DARMSTADT

Professor Dr. med. Norbert H. Rietbrock
Am Sellsiekbach 52
32657 Lemgo

Dr. med. Harm Bey
Klinikum Lippe-Lemgo
Medizinische Klinik II
Rintelner Straße 85
32657 Lemgo

Professor Dr. med. Hans-Peter E. Lohrmann
Klinikum Lippe-Lemgo
Medizinische Klinik II
Rintelner Straße 85
32657 Lemgo

ISBN 3-7985-1249-3 Steinkopff Verlag, Darmstadt

Die Deutsche Bibliothek – CIP-Einheitsaufnahme
Ein Titeldatensatz für diese Publikation
ist bei Der Deutschen Bibliothek erhältlich.

Steinkopff Verlag Darmstadt
ein Unternehmen der BertelsmannSpringer Science+Business Media GmbH

© Springer-Verlag Berlin Heidelberg 2000
    Printed in Germany

Umschlaggestaltung: Erich Kirchner, Heidelberg
Redaktion: Dr. Maria Magdalene Nabbe   Lektorat: Ulla Schuler
Herstellung: Klemens Schwind
Satz: K+V Fotosatz GmbH, Beerfelden

SPIN 10779033   80/7231-5 4 3 2 1 0 – Gedruckt auf säurefreiem Papier

„In jedem Krankheitsfalle sind zweierlei Dinge zu behandeln, die Krankheit und der Kranke.“

(van Leyden, 1891)

Vorwort

Die Informationen für den Arzt und den Patienten sind asymmetrisch verteilt. Während der Arzt die Krankheiten und den Kranken kennt, weiß der Patient über die Entstehung und den Verlauf seiner Krankheit sowie über die therapeutischen Möglichkeiten zunächst sehr wenig. Viele Ärzte sind sich dieser Divergenz bewußt und versuchen den Patienten mit mehr Informationen auszustatten, als ihnen aus gesetzlichen Gründen auferlegt ist.

Die Entscheidung für eine bestimmte Therapie und ihre Durchführung ist eine ärztliche Tätigkeit. Die Qualität hängt davon ab, in welche Qualitätsstandards der Arzt eingebunden ist und in welchem Umfang er diese an den Patienten weitergibt. Beide sehen die Therapie aus einer sehr unterschiedlichen Perspektive: Der Arzt hat den Erfolg der Behandlung im Auge; der Patient möchte wissen, welches Risiko er eingeht und ob die Behandlung seine Krankheit mildern oder heilen wird.

Ärztliche Entscheidungen sind immer komplexer Natur und erfordern, daß der Arzt ständig seinen Wissensstand aktualisiert. Wichtigstes therapeutisches Ziel ist es, die Häufigkeit der Erkrankungen (Morbidität) und die Sterblichkeitsziffer (Mortalität) zu senken. Dazu liegt ein breites Spektrum von Behandlungsstrategien vor, von ungesicherten, bei denen weder eine günstige noch eine schädigende Wirkung belegt ist, bis hin zu gesicherten Aussagen über die Wirksamkeit und die möglichen Risiken eines Arzneimittels anhand seriöser klinischer Studien.

Es liegt im Interesse des ärztlichen Berufsstandes, daß nicht nur Empfehlungen von den ärztlichen Fachgesellschaften und Arzneimittelkommissionen für den Arzt ausgesprochen werden, sondern daß auch der Patient vollwissentlich einbezogen wird.

Arzneimittelempfehlungen lassen sich nur durchsetzen, wenn der Patient über die für ihn geeignete Maßnahme ausreichend informiert ist. Um dieses Ziel zu erreichen, sollten die Empfehlungen zur Arzneitherapie für den Arzt gleichzeitig in einer Patientenversion konzipiert werden.

Es kommt nicht darauf an, Arzt und Patient gegeneinander auszuspielen. Dieses Verhalten würde der Medizin schlecht bekommen. Die Tür zu einer auf Evidenzen beruhenden Arzneitherapie steht allen offen: Dem aufgeschlossenen Leser möchten wir mit diesem Buch Gelegenheit geben, einen persönlichen Zugang zur Anwendung von Medikamenten zu finden.

Dazu gehört eine gewisse Lernbereitschaft. Sie als Patient sind aufgefordert, Fragen an Ihren Arzt zu stellen, bevor Sie einer vorgeschlagenen Behandlung zustimmen. Nur zu oft geschieht es, daß der Patient ein Rezept einlöst und, nachdem er zu Hause den Beipackzettel gelesen hat, aus unbegründeter – wenn auch verständlicher – Angst vor den beschriebenen Nebenwirkungen das verordnete Medikament nicht einnimmt und schlimmstenfalls irgendwann in den Müll wirft. Die Kosten dieser Verschwendung sind enorm! Und die unterlassene Behandlung kann gefährliche Folgen haben.

Deshalb unser Rat: Fragen Sie Ihren Arzt!

Im übrigen spricht einiges für den vieldiskutierten Beipackzettel: Mit sachlicher Distanz studiert, wird er Ihnen als eine Art roter Faden dienen. So können Sie sich mit seiner Hilfe vergewissern, was Sie bei der Einnahme eines Medikaments beachten müssen, wie Sie sich bei unerwarteten Wirkungen verhalten sollen, mit welchen anderen Substanzen Wechselwirkungen möglich sind, indem zum Beispiel die Wirkung des verordneten Medikaments durch ein anderes verstärkt oder abgeschwächt wird. Also: verteufeln Sie den Beipackzettel nicht! Er dient Ihrer Sicherheit!

Ein Faktor, der ganz wesentlich zum Erfolg einer Therapie beiträgt, ist die Offenheit des Patienten gegenüber seinem Arzt. Um sich ein genaues Bild von Ihrem Gesundheitszustand machen zu können, *muß* Ihr Arzt u.a. auch wissen, welche Medikamente Sie ohne Verordnung einnehmen. Gemeint sind z.B. rezeptfreie Schmerz-, Schlaf- und Beruhigungsmittel – auch Naturheilmittel –, Vitamine etc. Manche dieser Präparate können die erwünschte Wirkung der ärztlich verordneten Medikamente zum Teil empfindlich stören.

Beim ersten Durchblättern werden Sie, liebe Leserin und lieber Leser, bemerken, daß dieses Buch nach Themenkreisen gegliedert ist. Es macht Sie mit besonders verbreiteten Krankheitsbildern und deren Diagnose und Therapie vertraut. Speziellere Fragestellungen wie z.B. Frauen- und Männerleiden, Kinderkrankheiten oder das erworbene Immunschwächesyndrom Aids hätten den Rahmen dieses Buches gesprengt und blieben deshalb unberücksichtigt. Für unerläßlich hielten wir es hingegen, ausführlich über die Problematik der bösartigen Tumorerkrankungen und über ihre Therapie zu informieren. Dieser Teil des Buches ist vergleichsweise umfangreich und wurde wegen seiner Sonderstellung als letztes Kapitel aufgenommen.

Ein Hinweis am Rande sei uns noch gestattet: Im Folgenden finden Sie gelegentlich Hinweise darauf, was der Arzt tun *soll*. Diese Ausführungen können Sie in die Rolle des Arztes versetzen und Ihnen dadurch helfen, seine Verordnungen und Empfehlungen besser zu verstehen und zu befolgen.

Wir wünschen uns, daß dieses Buch Ihnen ein nützlicher Begleiter werden möge.

September 2000

N. RIETBROCK
H. BEY
H.-P.E. LOHRMANN

Inhaltsverzeichnis

Das Arzneimittel

Definition und Qualitätskriterien

Das Arzneimittel ist eine Ware von besonderer Art. Arzneimittel sind Wirkstoffe und deren Zubereitungen, die dazu bestimmt sind, durch Anwendung am oder im menschlichen Körper Krankheiten oder krankhafte Beschwerden zu heilen, zu lindern, zu verhüten oder zu erkennen. Wegen dieser besonderen Charakteristika sind Arzneimittel keine Lebensmittel, Kosmetika oder Mittel zur Körperpflege. Arzneimittel sollen wirksam und unbedenklich sein, wobei Wirksamkeit und Unbedenklichkeit unmittelbar zusammenhängen. Unbedenklich ist ein Arzneimittel nur dann, wenn seine Anwendung ärztlich vertretbar ist, seine Wirksamkeit die möglichen Risiken bei der therapeutischen Anwendung rechtfertigt; d.h. Wirksamkeit und vertretbares Risiko sind nicht voneinander zu trennen. Je besser die Wirksamkeit eines Arzneimittels ist und je schwerwiegender die Erkrankung, desto größere Nebenwirkungsrisiken können in Kauf genommen werden. Andererseits sollte z.B. ein pflanzliches Arzneimittel (Phytopharmakon) mit geringer Wirksamkeit praktisch risikofrei sein.

Nach dem Arzneimittelgesetz dürfen nur qualitativ einwandfreie, wirksame und unbedenkliche Arzneimittel auf den Markt gelangen. Dies muß der Hersteller durch eine umfassende Information – mittels Beipackzettel für den Patienten und mittels Fachinformation für den Arzt und Apotheker – gewährleisten. Häufig sind die im Beipackzettel aufgeführten Nebenwirkungen für Sie unverständlich abgefaßt. Manchmal schreckt Sie die große Anzahl der genannten Nebenwirkungen ab, ein verordnetes Medikament anzuwenden. Aufgabe des Arztes oder Apothekers ist es, Sie über die Anwendung zu beraten und aufzuklären. Von beiden Berufsgruppen sind höchste Aufmerksamkeit, Verantwortungsbewußtsein und Engagement zu fordern, um Risiken auf ein Minimum zu begrenzen. Aber auch Sie können dazu beitragen, indem Sie jede etwaige Nebenwirkung Ihrem Arzt oder Apotheker mitteilen, insbesondere solche, die evtl. nicht in der Packungsbeilage aufgeführt sind.

Fazit:

Je mehr der Arzt oder Apotheker, aber auch Sie über die erwünschten Wirkungen und die Nebenwirkungen wissen, desto sicherer wird die Therapie.

Die Arzneimittelform

Die Arzneimittelform – auch als Darreichungsform bezeichnet – muß eine exakte Dosierung, eine ausreichende Stabilität, eine ausreichende Freigabe des Wirkstoffes, z. B. im Magen-Darm-Bereich, sowie ein ansprechendes Äußeres gewährleisten. Die Arzneistoffe oder deren Zubereitungen gelangen auf verschiedenen Wegen in den menschlichen Organismus:

■ über den Mund als Tablette, Dragee oder Kapsel neben weiteren festen Arzneiformen oder als flüssige Formen wie Suspension, Sirup, Saft, Lösung, Tropfen u. a.,
■ über Enddarm und Scheide als Zäpfchen, Lösung, Salbe u. a.,
■ über die Vene als Lösung, als sogen. parenterale Formen, d. h. unter Umgehung des Magen-Darm-Traktes,
■ über die Haut als Salbe, Creme, Paste, Pflaster, Lösung u. a. und
■ durch Einatmung als Aerosol, Inhalat u. a.

Die wichtigsten und am häufigsten verwendeten Arzneiformen möchten wir Ihnen kurz vorstellen:

Tabletten bieten im Vergleich mit anderen Arzneiformen viele Vorteile. Sie sind verkaufsfertig herzustellen und zu lagern, sie sind genau zu dosieren und einfach anzuwenden. Man unterscheidet Tabletten, die einfach geschluckt werden, die man kaut oder lutscht, die man unter der Zunge oder in der Backentasche zerfallen läßt, um den Wirkstoff unter Umgehung der Leber zur Resorption zu bringen, Brausetabletten u. a. Neben dem Wirkstoff enthalten sie Füllstoffe (z. B. Stärke, Milchzucker, Zellulose), Zerfallsbeeinflusser (z. B. Stärke, Natriumbikarbonat), Bindemittel (z. B. Zucker, Gelatine), Feuchthaltemittel (z. B. Glycerol), Gleitmittel (z. B. Kieselsäure), Geschmacksverbesserer und Färbemittel.

Bei **Kapseln** wird zwischen Hartgelatinekapseln und Weichgelatinekapseln unterschieden. Erstere sind besonders zur Verkapselung von Pulvern oder kleinen, kugeligen Körnern (Pellets), letztere zur Verkapselung von nicht wäßrigen Flüssigkeiten geeignet.

Als **Dragees** bezeichnet man mit Zucker umhüllte feste Arzneiformen. Für diese Umhüllung gibt es zahlreiche Gründe, u.a. der Schutz des Arzneistoffs vor Luftsauerstoff, Feuchtigkeit und Licht. Außerdem kann der schlechte Geschmack oder der Geruch durch die Umhüllung versteckt werden.

Neben diesen Darreichungsformen gibt es **retardierte Arzneiformen**, aus denen der Wirkstoff im Darm verzögert aufgenommen wird. Mit solchen Einnahmeformen versucht man u. a. die Häufigkeit der Einnahme zu verringern.

Die Vorteile **flüssiger Arzneiformen, Suspensionen** und **Emulsionen** liegen in der rascheren Aufnahme des Wirkstoffs und der Möglichkeit einer individuellen Dosierung. Um Wirkstoffe z.B. aus Pflanzen zu lösen, wird häufig Alkohol als Zusatz benötigt. Die Behältnisse tragen zum Schutz von Kindern und Alkoholabhängigen einen ensprechenden Warnhinweis.

Zuckerhaltige Zubereitungen zur Geschmacksverbesserung sind für den Diabetiker nicht geeignet.

Trotz optimaler Herstellungstechniken sollten Sie auch die Probleme kennenlernen.

Feste Arzneiformen wie Tabletten, Kapseln oder Dragees können unter Umständen in der Speiseröhre kleben bleiben. Darum sollten sie immer in aufrechter Haltung mit reichlich Flüssigkeit (100–150 ml) eingenommen werden. Oft brauchen ältere Menschen die Hilfe von Angehörigen und Pflegepersonen, um eine Tablette zu teilen, auch wenn diese mit einer Bruchrille versehen ist. Dragees zu schlucken finden sie weniger schwierig als die Einnahme von Tabletten oder Kapseln. In der Regel ist jede Zubereitung ohne zuzubeißen zu schlucken, es sei denn, es handelt sich um eine Lutsch- oder Kautablette. Für Einzeldosierungen stark wirksamer flüssiger Arzneimittel gibt es Dosierungshilfen in Form von Meßlöffeln oder Meßbechern bzw. als Einmalspritzen. Zum exakten Abmessen von Tropfen müssen Sie die Tropfflasche senkrecht halten, sonst erhalten Sie ungenaue Dosierungen, die bis zu 25% vom Sollwert abweichen können.

Neben der **oralen** Applikation gibt es die **rektale** (über den Enddarm) und **topische** (über die Haut) Applikation.

Für die **rektale** Applikation kommen in der Mehrzahl der Fälle Zäpfchen (Suppositorien) zur Anwendung. Da Zäpfchen bei Wärme zerfließen können, sollten Sie diese nicht bei über 25 °C aufbewahren. Bei Zäpfchengabe ist eine Belastung des Magens ausgeschlossen. Eine Ausnahme bilden nichtsteroidale Antirheumatika, von denen noch die Rede sein wird. Sie beeinträchtigen - dosisabhängig - die Magenschleimhaut auch bei rektaler Anwendung. Ein Vorteil der rektalen Darreichungsform ist ferner, daß dem Patienten evtl. unangenehmer Geschmack erspart wird. Auch bei Bewußtlosigkeit und Schluckbeschwerden können Arzneimittel rektal angewendet werden.

Für die Anwendung an der Haut (**topische** Anwendung) stehen als Arzneiformen Salben, Cremes, Gele und Pasten zur Verfügung, zunehmend auch Pflaster als Wirkstoffträger. Allgemein gilt: je fettlöslicher ein Wirkstoff ist, um so leichter wird er über die Haut aufgenommen. Im übrigen entscheidet die Hautbeschaffenheit, nach welcher Art die Behandlung zu erfolgen hat. Bei seborrhoischer Haut, die vermehrte Talgproduktion aufweist, sollten bevorzugt Lotionen mit wässriger Grundlage, bei normaler Haut Fettgele angewandt werden.

Die speziellen Pflaster, aus denen Wirkstoffe über die Haut in den Organismus eingeschleust werden, bezeichnet man als transdermale Systeme. Bekannt sind z. B. Nikotinpflaster zur Raucherentwöhnung oder Östrogenpflaster zur Hormonersatztherapie nach dem Wechseljahren der Frau.

Am Auge werden Arzneimittel eingesetzt, um örtliche Wirkungen zu erzielen, am häufigsten als Augentropfen oder Augensalben. Diese Medikamente werden direkt in den Bindehautsack gegeben. Danach sollten Sie die Augenlider etwa 2 Minuten geschlossen halten, um ein Abfließen zu verhindern. Erwärmen Sie die Tropfen vorher auf 32–34 °C. Es genügt, einen Tropfen oder einen bis zu 1 cm langen Salbenstrang an das Auge zu bringen. Verwenden Sie die Augentropfen nicht länger als 6 Wochen, da sie leicht durch Bakterien verunreinigt werden können.

Die **pulmonale** Anwendung dient vorwiegend zur lokalen Therapie im Bereich der Atemwege. Gebräuchlich sind Sprays. Sie enthalten den Arzneistoff in einer Flüssigkeit gelöst oder Arzneimittelpartikelchen in Gas. Es gibt also Druckgasaerosole, bei denen ein Gas den notwendigen Druck erzeugt, oder Pumpzerstäuber, bei denen der Druck durch Pumpen hervorgerufen wird. Gefordert werden ein schneller Wirkungseintritt und eine hohe Wirkungsstärke. Bei der Anwendung von Dosieraerosolen muß bei Einatmungsbeginn das Ventil betätigt, anschließend tief eingeatmet und schließlich die Luft möglichst lange angehalten werden. Die Dosierung eines Sprays wird in Hüben pro Zeit angegeben. Sicherheitshalber lassen Sie sich in der Praxis des Arztes den richtigen Gebrauch zeigen.

An **Infusionen** oder **Injektionen** in Gefäße werden besondere Anforderungen gestellt. Die wichtigsten sind Sterilität, höchster Reinheitsgrad, Verträglichkeit verschiedener Stoffe in dem Behältnis und Stabilität der Lösung.

Die Therapie mit pflanzlichen Arzneimitteln wird von manchen Patienten wegen ihrer vermeintlichen Natürlichkeit als wirksam und gefahrlos angesehen. Nach dem großen Arzt Paracelsus sind Arzneipflanzen die „Hände der Götter". Die Arznei ist „aber nicht bis zum Ende bereitet, sondern in Schlacken verborgen". Paracelsus urteilt nicht über den therapeutischen Nutzen und über das Risiko bei der Anwendung. Er sagt nicht, daß die unter der Schlacke verborgene Arznei natürlicher und damit wirksamer oder ebenso wirksam ist wie der isolierte Wirkstoff.

Seit der Isolierung des Morphins aus Opium (F.W. Sertürner 1783–1841) war die Forschung in der Naturmedizin immer bestrebt, das wirksame Prinzip pflanzlicher Drogen zu erkennen und rein darzustellen. Die relativ kleine Anzahl von etwa 20 Reinsubstanzen (Alkaloiden) im Opium macht deutlich, wie schwierig es ist, die „in der Schlacke verborgene Arznei" trotz moderner Nachweisverfahren zu isolieren. Beispiele sind das schon vor 100 Jahren aus den Digitalisblättern isolierte Herzglykosid Digoxin oder die kürzlich aus der Rinde bzw. den Nadelspitzen der Eibe (Taxus) hergestellten Substanzen Paclitaxel und Docetacel mit klinischer Wirksamkeit bei Eierstock- und Brustkrebs. Aus diesen Pflanzen wurden durch Isolierung und Halbsynthese konventionelle Arzneimittel, die neben einer spezifischen Wirksamkeit ein hohes Nebenwirkungsrisiko besitzen.

Demgegenüber werden die eigentlich pflanzlichen Arzneimittel (Phytopharmaka) als ganze Pflanzen, Pflanzenteile und Pflanzenbestandteile in bearbeitetem und unbearbeitetem Zustand als nicht konventionelle Therapeutika verwendet.

Im Zusammenhang mit der Anwendung pflanzlicher Arzneimittel taucht der Begriff „rational" auf, der auf das Vernunftgemäße dieser Therapie aufmerksam machen soll. Jeder Arzt, der diese Therapie einsetzt, muß sich kritisch fragen, ob er auch rational handelt. Er muß sich Rechenschaft geben, ob er tatsächlich wirksame Substanzen verabfolgt oder eine angreifbare fragwürdige Therapie betreibt. Dazu muß auch ein Phytopharmakon zunächst die einschlägigen Transparenzkriterien erfüllen, d.h. der Nachweis der pharmazeutischen Qualität muß erbracht werden (Art des Wirkstoffes, Menge der Einzeldosis, Verhältnis von Droge [„Schlacke"] zu Wirkstoff u. a.). Gleichrangige Kriterien sind die klinische Wirksamkeit und Unbedenklichkeit. Danach sollte es nicht zulässig sein, therapeutischen Nutzen zu behaupten, ohne diesen nachprüfbar belegen zu können. Eine therapeutische Anwendung während mehr als 100 Jahren ist noch kein Beweis für die Wirksamkeit, allenfalls ein Hinweis auf die große Verträglichkeit und Unbedenklichkeit.

> „Auf dem Markt der pflanzlichen Arzneimittel haben nur wenige Hersteller bislang die Herausforderung verstanden, ihre eigene Zukunftssicherung über den Nachweis der therapeutischen Wirksamkeit und Qualität ihrer Produkte in Angriff zu nehmen." (Der Arzneimittelbrief, Juni 2000)

■ **Werden Hoffnungen und Erwartungen erfüllt?** Nach einer Untersuchung des Allensbacher Instituts lehnen 35% der Befragten zwischen 16 und 90 Jahren pflanzliche Arzneimittel ab, 65% benutzen sie regelmäßig oder gelegentlich. Die Frage nach der Wirksamkeit beantworteten 8% mit Nein, 49% glaubten, daß die Wirksamkeit nicht konventioneller Arzneimittel anders zu beurteilen sei als konventionelle chemische Stoffe. Achtzig Prozent schätzen das mit der Einnahme verbundene Risiko als gering ein.

Diese emotionale Einstellung des Patienten zu Phytopharmaka, die milder wirken und weniger Risiken in sich bergen, verlangt von Ihrem Arzt therapeutische Redlichkeit. Es stärkt Ihr Vertrauen, wenn Sie der Arzt nicht nur im positiven Sinne über das Präparat aufklärt, sondern auch die Defizite im Nachweis der klinischen Wirksamkeit anspricht.

■ **Therapieschwerpunkte für pflanzliche Arzneimittel.** Pflanzliche Arzneimittel werden in der Akut- und Notfallmedizin nicht eingesetzt. Ein wesentlicher Teil der Phytotherapie entfällt auf Patienten mit chronischen Erkrankungen und körperlichen Beschwerden. Vorzugsweise wird sie von niedergelassenen Ärzten verordnet oder im Rahmen der Selbstmedikation angewendet.

Die 100 meistverordneten pflanzlichen Arzneimittel hatten 1997 einen kumulativen Jahresumsatz von 1,26 Milliarden DM. Dieser verteilte sich auf folgende Indikationsgruppen:
- Erkrankung des zentralen Nervensystems
- Erkrankungen der Atemwege
- Herz-Kreislauf-Erkrankungen
- Erkrankungen der Harnwege

■ Erkrankungen von Magen, Darm, Leber, Galle
■ Unspezifische Steigerung der Abwehrkräfte
■ Erkrankungen der Haut und des Bindegewebes
■ Erkrankungen bei Frauen

Die umsatzstärksten Pflanzenteile sind mit Abstand Ginkgoblätter (Indikation: Hirnleistungsstörungen) und Johanniskraut (Indikation: leichte bis mittelschwere Depressionen) sowie Weißdornblätter und -blüten (Indikation: Herzinsuffizienz Stadium 2). Die Bedeutung und Problematik der klinischen Anwendung pflanzlicher Arzneimittel soll Ihnen an diesen drei Beispielen aufgezeigt werden.

Ginkgo bei Hirnleistungsstörungen

■ **Botanik und Droge.** Der Ginkgo-biloba-Baum, auch als Fächer- oder Tempelbaum bezeichnet, kann sich seit 300 Millionen Jahren (Paläozoikum) auf der Erde behaupten. In Europa war der Ginkgo-Baum in der Eiszeit ausgestorben. Nachdem ihn der Botaniker Engelbert Kaempfer aus Lemgo in seinem Buch „Amoenitatum Exoticarium" im Jahre 1712 nach einem Japan-Aufenthalt erstmals beschrieb, wurde er hier wieder heimisch. In jungen Jahren ist das Wachstum des Ginkgo birnbaumförmig, später bildet sich eine ausladende Krone bei einer Höhe von 40 Metern. Der Ginkgo zeigt keine Verwandtschaft mit heute lebenden Arten. Seine Blätter unterscheiden sich grundsätzlich von denen anderer Laubbäume: sie haben keine Mittelrippe und keine Queradern.

Das Arzneimittel wird aus den getrockneten grünen Blättern durch Extraktion mit Lösungsmitteln hergestellt. Zur therapeutischen Wirksamkeit tragen die Inhaltsstoffe in ihrer Gesamtheit bei. Es handelt sich um Ginkgo-Flavonoide und Rutosidderivate. Der Ginkgo-Extrakt hat im Tierversuch keine mutagenen und kanzerogenen Wirkungen.

■ **Klinische Wirksamkeit.** Ginkgo-Extrakt wird bei der Behandlung hirnorganisch bedingter Leistungsstörungen angewendet. Für diese Krankheitssymptomatik gibt es bislang keine sichere spezifische Therapie. Das klinische Erscheinungsbild entspricht der Demenz. Kernsymptome sind die Minderung der Gedächtnisleistung, Erschwerung der Denkabläufe und psychomotorischen Funktionen wie der Sprache, Veränderungen der Affekte, des Sozialverhaltens und der Persönlichkeit.

Als Tagesdosis werden 120–240 mg Ginkgo-Extrakt empfohlen, entsprechend dem klinischen Wirksamkeitsnachweis. Nach 3 Monaten prüft der Arzt, ob die Weiterführung der Behandlung gerechtfertigt ist. Nebenwirkungen sind Kopfschmerzen und allergische Hautreaktionen sowie selten auftretende Magenbeschwerden. Wechselwirkungen mit anderen Arzneimitteln sind nicht bekannt.

Es darf nicht verschwiegen werden, daß viele kritische Ärzte diese Therapie ablehnen und sich statt dessen insbesondere für eine Bewegungstherapie aussprechen. Man sollte eine solche Einstellung genauso akzeptieren wie die Anwendung einer medikamentösen Therapie.

Ginkgo-Präparate sollten gegenüber synthetischen Präparaten bei Hirnleistungsschwäche nicht bevorzugt werden. Hinsichtlich der therapeutisch-klinischen Wirksamkeit gibt es keine maßgeblichen Unterschiede, auch nicht in den Behandlungskosten. Die geringe Nebenwirkungsquote (1,69% bzw. 5,42%) ist vergleichbar.

Die Erwartungen an die Therapie alterungsbedingter Hirnveränderungen haben sich bis heute nicht erfüllt. Auch Ginkgo biloba bildet da keine Ausnahme.

Johanniskraut bei leichten bis mittelschweren depressiven Episoden

■ **Botanik und Droge.** Johanniskraut (Hypericum perforatum) ist eine Wildpflanze, die sowohl in Europa und Asien als auch in Nord- und Südamerika heimisch ist. Die Arzneipflanze war bereits in der Antike und im Mittelalter bekannt. Sie wird etwa 60 cm hoch und besitzt krautartige Blätter und 5zählige gelbe Blüten. Man findet Johanniskraut häufig an Wegrändern und Bahndämmen.

Die Pflanze wird heute kontrolliert angebaut. Das Kraut wird zur Blütezeit geschnitten, rasch getrocknet und die Inhaltsstoffe mit Alkohol extrahiert. Für die antidepressive Wirkung ist der Gesamtextrakt verantwortlich. Er enthält verschiedene Hypericine und, in den frischen Blüten, das Hyperforin. Daneben finden sich in dem Kraut Flavone, Flavonolderivate und Gerbstoffe.

■ **Klinische Wirksamkeit.** Johanniskrautextrakt gehört zu den klinisch am besten dokumentierten pflanzlichen Arzneimitteln. Dies gilt für die therapeutische Wirksamkeit und Unbedenklichkeit gleichermaßen. Besprechen Sie mit Ihrem Arzt die pharmazeutische Qualität und die Tagesdosis des Präparates. Nur etwa ein Drittel von 30 Fertigarzneimitteln ist geeignet, die klinisch nachgewiesene wirksame Tagesdosis von 900 mg sicherzustellen. Bei vielen Präparaten ist der Gehalt an Hypericin und

Hyperforin als Maßstab für die pharmazeutische Qualität nicht angegeben. Auf ein solches negativ zu bewertendes Präparat hat der „Arzneimittelbrief" in seiner Juni-Ausgabe 2000 hingewiesen. Dieses Präparat enthält nur 40 mg Extrakt, d.h. es sind 23 (!) Dragees täglich einzunehmen, um die wirksame Tagesdosis von 900 mg zu erreichen. Der Wirksamkeitsnachweis für das führende Handelspräparat Jarsin® wurde mehrheitlich mit der Tagesdosis von 900 mg erbracht. Vergleichsstudien mit Johanniskraut und trizyklischen Antidepressiva lassen die gleiche Wirksamkeit erkennen. Im Gegensatz zu den chemisch definierten Antidepressiva ist eine einschleichende Dosierung nicht erforderlich. Die Latenzzeit bis zum Eintritt der Wirkung dauert etwa 10 bis 14 Tage. Ist nach 4 bis 6 Wochen keine Besserung eingetreten, ist der Wechsel zu einem synthetischen Antidepressivum zu empfehlen.

Teeaufgüsse aus Johanniskraut (1 TL Kraut auf 1 Tasse Wasser) wirken beruhigend, sind aber zur Behandlung von Depressionen i.e.S. wenig geeignet, da die Dosierung nicht exakt ist.

Mögliche Nebenwirkungen (sehr hoher Dosen) sind Photosensibilisierungen. Die jüngsten Berichte über Wechselwirkungen von Johanniskraut mit anderen Arzneimitteln lassen erkennen, daß wirksame Phytopharmaka auch bestimmte Nebenwirkungsprofile aufweisen. Hier sind zu nennen die Verminderung der Ciclosporinkonzentration (Immunsuppressivum) bei Patienten in der Transplantationsmedizin, die Verminderung der Konzentration von Phenprocoumon (gerinnungshemmendes Mittel) im Blutserum bei der Therapie von Blutgerinnungsstörungen, ferner Durchbruchblutungen unter oralen Kontrazeptiva.

Weißdorn bei Herzinsuffizienz im Stadium II NYHA

■ **Botanik und Droge.** Weißdorn (Crataegus) gehört zur Familie der Rosengewächse. Er ist in Europa weitverbreitet und wächst bevorzugt an sonnigen Hängen. Der Volksmund kennt für den Weißdorn viele Bezeichnungen wie Zaundorn, Heckendorn, Mehldorn und Saurauch. Verwendet werden die Blätter, die wunderschönen Blüten und die Früchte. Frische Blüten riechen unangenehm fischartig und locken Fliegen an. Vielen Christen galt der Strauch früher als heilig, da die Dornenkrone Christi aus Weißdorn geflochten worden sein soll. Die Angelsachsen glaubten, daß die zarten Blüten zu den Elfen gehörten und Glück ins Haus brächten. Von dem Mythos und dem bestenfalls Historischen versucht man sich heute zu trennen.

Die arzneilich wirksamen Bestandteile, insbesondere Flavonoide, Prozyanidine, Triterpene, gewinnt man durch wässrig-alkoholische Extraktion der Blätter und Blüten.

■ **Klinische Wirksamkeit.** Die klinische Wirksamkeit ist durch mehrere kontrollierte Studien an kleinen Patientenkollektiven bis heute nicht eindeutig belegt. Weißdorn soll die Kraft der Herzkontraktionen steigern, die Herzfrequenz und die Überleitungszeit vom Vorhof zur Kammer nicht beeinflussen. Daher ist die Droge nicht mit einem Herzglykosid (Digoxin, Digitoxin) vergleichbar. Zur Zeit läuft eine große Überlebensstudie mit 1 800 Patienten des Stadiums II NYHA (New York Heart Association), bei denen Crataegus zusätzlich zur üblichen Basistherapie mit ACE-Hemmern und Diuretikum eingesetzt wird.

Es bestehen keine Einwände, Crataegus bei Patienten im Stadium I und II NYHA (vgl. S. 26) zu verordnen, allerdings sollte Ihr Arzt bedenken, daß der Einsatz bei dieser Indikation nur dann gerechtfertigt ist, wenn als Basistherapie ein ACE-Hemmer gegeben wird. Die Einzeldosis liegt bei 300 mg, die Tagesdosis sollte 900 mg betragen. Risiken und Wechselwirkungen sind bis heute nicht bekannt.

Im Deutschen Arzneimittelgesetz (AMG) ist die Behandlung mit pflanzlichen Arzneimitteln keine „besondere Therapierichtung" wie z.B. die Homöopathie, sondern eine naturwissenschaftlich prüf- und begründbare Behandlungsmethode, in der die moderne Pharmakotherapie ihre Wurzeln hat. Wie für jedes andere Arzneimittel gilt auch für Phytopharmaka, daß der Kenntnisstand über Wirksamkeit und Unbedenklichkeit um so besser sein sollte, je häufiger das Mittel angewendet wird. Sie können als Patient dazu beitragen, die Seriosität der Phytotherapie anzumahnen, indem Sie nur solche Präparate einnehmen, deren klinisch-therapeutische Bedeutung gesichert ist.

Pflanzliche Arzneimittel

■ **Tebonin® intens 120 mg**
   1 Filmtablette enthält 120 mg Wirksubstanzen aus Ginkgo biloba

■ **Jarsin® 300**
   1 Dragee enthält 300 mg Wirksubstanzen aus Johanniskraut

■ **Faros® 300**
   1 Dragee enthält 300 mg Wirksubstanzen aus Weißdorn

Der erhöhte Blutdruck gilt als Risiko für das plötzliche Auftreten eines Schlaganfalls, für die Erkrankung der Herzkranzgefäße, das Nachlassen der Sehfähigkeit und eine Nierenerkrankung. Erhöhter Blutdruck ist daher eine ernstzunehmende Erkrankung. Die Behandlungsbedürftigkeit der Hochdruckerkrankung ist heute national und international an der Höhe des systolischen und diastolischen Blutdrucks einheitlich festgelegt.

Die Messung des Blutdrucks erfolgt unblutig, d.h. indirekt, nach Riva-Rocci, abgekürzt RR.

Viele Menschen kennen ihren Blutdruck nicht.

Als optimal gilt ein Blutdruck von systolisch 120 mmHg und diastolisch von 80 mmHg. Der systolische Blutdruck bezeichnet den Zeitpunkt, an dem der Blutauswurf aus dem Herzen in die große Schlagader und in die nachfolgenden Gefäße den höchsten Druckwert (optimal 120 mm Quecksilbersäule [Hg]) erreicht. Der diastolische Wert entspricht dem niedrigsten Druck (80 mmHg) vor Beginn des erneuten Anstiegs der Druckwelle.

90 bis 95 Prozent der Hochdruckpatienten haben einen sogenannten primären Hochdruck, dessen Ursache wir bis heute nicht genau kennen. Daneben gibt es noch andere Hochdruckformen, deren Ursachen in einer Erkrankung der Nieren liegen oder auch durch Medikamente bedingt sein können. Fragen Sie Ihren Arzt, welche Form des erhöhten Blutdrucks bei Ihnen vorliegt.

Regelmäßige Blutdruckkontrolle tut not

Bei Werten von über 140 mmHg systolisch und über 90 mmHg diastolisch liegt ein erhöhter Blutdruck vor. Erhöhte Blutdruckwerte werden mitunter gemessen, weil der Patient sich in der Praxis des Arztes unsicher fühlt oder Angst hat. Deshalb müssen die erhöhten Werte bei mindestens 3 weiteren Arztbesuchen innerhalb 4 Wochen bestätigt werden. Eine Langzeitblutdruckmessung in bestimmten Intervallen dient dazu, den Blutdruck über 24 Stunden zu erfassen; insbesondere kann auch der nächtliche Blutdruck beurteilt werden, da er für Ihre Prognose wichtig sein kann. Mit der Selbstmessung Ihres Blutdrucks helfen Sie dem Arzt zu kontrollieren, ob er Sie medikamentös optimal behandelt.

Allgemeine Maßnahmen

Bevor Sie eine medikamentöse Behandlung beginnen, sollten Sie durch Umstellung Ihrer Lebensweise – Gewichtsreduktion, viel Bewegung (Ausdauertraining), Verringerung des Alkoholkonsums und weniger Salz zu den Mahlzeiten – selbst zur Blutdrucksenkung beitragen. Sie beugen dadurch gleichzeitig einer Erhöhung des Cholesterinspiegels und einer Zuckerkrankheit (Diabetes mellitus) vor. Von den weiteren Risikofaktoren wie Rauchen, Alter über 60 Jahre und Herz-Kreislauf-Erkrankungen in der Familie können Sie das Rauchen abstellen.

Lassen Sie sich von Ihrem Arzt genau erklären, warum Ihr erhöhter Blutdruck behandlungsbedürftig ist und welches Medikament für Sie am besten ist. Seine Entscheidung wird er danach treffen, wie stark erhöht Ihr Blutdruck ist; ob Niere und Auge bereits geschädigt sind, ob bei Ihnen gleichzeitig eine Fettstoffwechselstörung oder eine Zuckerkrankheit besteht.

Das geeignete Arzneimittel wählen und anwenden

Die Auswahl des Wirkstoffes geschieht unter dem Gesichtspunkt, wie wirksam das Medikament Herz-Kreislauf-Erkrankungen reduziert und die Letalität (Wahrscheinlichkeit an einer Krankheit zu sterben) mindert.

Diesbezüglich sind Wasser und Salz ausscheidende Medikamente (Diuretika) und sogenannte Beta-Blocker am gründlichsten untersucht. Selbstverständlich gibt es weitere Wirkstoffgruppen, die der Arzt in seine therapeutischen Überlegungen mit einbezieht.

Sofern der Bluthochdruck noch keine Organschäden verursacht hat, wird der Arzt Ihnen zunächst, damit das Therapiegeschehen übersichtlich bleibt, nur ein einziges Hochdruckmittel (Antihypertensivum) verordnen. Die Blutdrucksenkung soll in der Regel langsam über mehrere Wochen erfolgen. Als Patient werden Sie unbedingt darauf achten, Ihr Medikament regelmäßig einzunehmen, grundsätzlich morgens. Ob Sie abends ein Mittel gegen Hochdruck benötigen, entscheidet Ihr Arzt. Ist Ihr Blutdruck nach 4- bis 6wöchiger Behandlung weiterhin ungenügend eingestellt oder nicht normalisiert, so ist eine Kombinationstherapie mit zwei Hochdruckmitteln dringend zu empfehlen. Es ist besser, zusätzlich ein weiteres Hochdruckmittel einzunehmen, anstatt eine andere Monotherapie mit anderen Wirkungsqualitäten oder Angriffspunkten auszuprobieren, bei der wertvolle Zeit für Ihre Behandlung verstreicht. Bedenken Sie, daß ein zu niedrig eingestellter Blutdruck Ihr Leben nicht gefährdet, ein nicht normalisierter Blutdruck hingegen auf Dauer schwere Folgeschäden nach sich ziehen kann. Streben Sie bei Ihrer Behandlung unabhängig von Begleitkrankheiten und Lebensalter an, durch regelmäßige Einnahme den optimalen Bereich von 120 mmHg systolisch und 80 mmHg diastolisch zu erreichen.

Wirkstoffgruppen

■ Harntreibende Mittel (Diuretika)

Diuretika sind eine der am häufigsten in der Therapie angewandten Wirkstoffgruppen. Sie stabilisieren Ihren Wasser- und Salzhaushalt. Sie reduzieren die Häufigkeit kardiovaskulärer Erkrankungen und die Letalität. Sie sind Hochdruckmittel der 1. Wahl.

Bei der in der Hochdrucktherapie verwendeten niedrigen Dosierung, die z.B. bei dem am häufigsten eingesetzten Hydrochlorothiazid (z.B. Esidrix®) täglich 12,5 oder 25 mg beträgt, ist mit Nebenwirkungen selten zu rechnen. Der Arzt wird in regelmäßigen zeitlichen Abständen Ihre Kalium- und Zuckerwerte sowie Ihre Harnsäure- und Fettwerte im Blut kontrollieren. Ist Ihre Nierenfunktion bereits deutlich eingeschränkt – darauf weist ein Gesamtkreatininwert von mehr als 2 mg/Deziliter (dl) Blut hin – wird er Ihnen ein stärker wirkendes, sogen. Schleifendiuretikum wie z.B. Furosemid (Lasix®) vorschlagen.

■ Beta-Blocker

Beta-Blocker, genauer: β-Adrenozeptor-Antagonisten oder auch β-Rezeptorenblocker, sind Ihnen vielleicht als Dopingmittel bei den Sportschützen bekannt. Sie werden dort als Mittel zur Dämpfung der psychischen Belastung mißbraucht. Da Beta-Blocker die Wirkung der Streßhormone Adrenalin und Noradrenalin hemmen, entfalten sie vielfältige Wirkungen auf Herz und Kreislauf, Bronchien, Augen, Schilddrüse, Nervensystem und Kohlenhydratstoffwechsel.

In der Behandlung des Bluthochdrucks gelten Beta-Blocker wie Diuretika als Mittel der 1. Wahl. Die Reduktion von Morbidität und Letalität (Schlaganfall und akute Erkrankungen der Herzkranzgefäße) ist durch mehrere Untersuchungen belegt. Alle Beta-Blocker verfügen über eine vergleichbare blutdrucksenkende Wirkung. Der Arzt wird aus den vielen auf dem Markt angebotenen Substanzen die geeignetste auswählen, z. B. bei Diabetes bestimmte Beta-Blocker (s. Tabelle).

Sollten Sie unter der Therapie eine deutliche Verlangsamung Ihrer Herzschlagfolge, kalte Füße oder erschwerte Atmung (Konstriktion der Bronchien) bemerken, suchen Sie Ihren Arzt auf. Er wird Ihnen auch die Wechselwirkungen mit Medikamenten erläutern, die Sie evtl. gleichzeitig einnehmen müssen, z. B. das Magenmittel Cimetidin, Mittel gegen Rheuma, gegen Zuckerkrankheit, Asthma, Herzschwäche u. a.

■ ACE-Hemmer

Auch ACE-Hemmer haben heute einen festen Platz in der Behandlung des zu hohen Blutdrucks. Sie unterdrücken die Bildung des Angiotensin-Conversions-Enzyms, einer weiteren gefäßkontrahierenden Substanz, die neben den Streßhormonen Adrenalin und Noradrenalin an den Blutgefäßen wirksam ist. Bisher gibt es keine Langzeituntersuchungen, in welchem Maß die blutdrucksenkende Wirkung die Morbidität und Letalität beeinflußt. Die auf dem Markt angebotenen Substanzen, z. B. Captopril, Enalapril, zeigen unterschiedliche Verläufe ihrer Wirkspiegel. Es sind bislang aber keine klinisch gesicherten Unterschiede bekannt. Alle ACE-Hemmer schützen die Nierenfunktion. Sie sind insbesondere für Patienten mit Diabetes geeignet. ACE-Hemmer werden sehr gut vertragen, im Vergleich zu anderen Antihypertensiva vermindern sie praktisch nicht die Lebensqualität. Auf zwei selten auftretende Nebenwirkungen muß der Arzt Sie hinweisen: Die Nierenarterienstenose und das Gefäßödem. Bei 2 bis 20 Prozent der behandelten Patienten kann ein trockener Reizhusten auftreten, der sich aber im Verlauf der

Behandlung verliert. Daher ist dies nur selten ein Grund, auf ein anderes Hochdruckmittel auszuweichen.

Auch diese Substanzgruppe kann Wechselwirkungen mit bestimmten gleichzeitig einzunehmenden Medikamenten hervorrufen: mit Kaliumsalzen, Ciclosporin, Lithium, Rheumamitteln, Insulin und oralen Antidiabetika.

■ Calciumantagonisten

Die blutdrucksenkende Wirkung der Calciumantagonisten oder Calcium-Kanalblocker beruht auf einer Erschlaffung der glatten Gefäßmuskulatur und der Abnahme des Widerstandes in den Blutgefäßen. Es gibt nur eine klinische Langzeituntersuchung, derzufolge der Calciumantagonist Nitrendipin eine Verminderung tödlicher und nicht tödlicher Schlaganfälle bewirkte, ohne die Gesamtletalität zu beeinflussen. Zunehmend warnen Ärzte, daß kurzwirkende Calciumantagonisten vom Nifedipin-Typ das Risiko kardiovaskulärer Ereignisse erhöhen und daher nicht zur Langzeittherapie geeignet sind. Auch langwirkende Calciumantagonisten führten bei Zuckerkranken zu einer im Vergleich zu ACE-Hemmern größeren Häufigkeit akuter Herzinfarkte. Auch wird für Calciumantagonisten ein erhöhtes Blutungs-, Suizid- und Karzinomrisiko diskutiert.

Nebenwirkungen nach Einnahme von Calciumantagonisten vom Verapamil-, Gallopamil- oder Diltiazem-Typ sind Verlangsamung der Herzschlagfolge, Verstopfung, Rötung des Gesichts. Präparate vom Nifedipin-Typ führen manchmal zu Beinödemen; sie steigern Herzschlagfolge und Angina pectoris, daher sind sie kontraindiziert bei drohendem und (in den ersten 4 bis 6 Wochen) nach Herzinfarkt. Verapamil und Diltiazem dürfen nicht mit Beta-Blockern kombiniert werden, da sie dann lebensbedrohliche Rhythmusstörungen des Herzens auslösen können.

■ Andere Wirkstoffe gegen Bluthochdruck

Über den Einsatz weiterer blutdrucksenkender Arzneimittel wie $Alpha_1$-Rezeptorenblocker, zentral wirksame Blutdruckmittel sowie Dihydralazin und Minoxidil wird der Arzt im Einzelfall entscheiden. Dieses gilt auch für die neu eingeführten AT_1-Rezeptor-Antagonisten, die noch nicht breit erprobt sind und für die bislang keine Langzeituntersuchungen zur Beeinflussung der kardiovaskulären Morbidität und Letalität

vorliegen. Angeblich ist der nach ACE-Hemmern auftretende Husten-
reiz bei AT_1-Antagonisten geringer. Weitere Nebenwirkungen entspre-
chen weitgehend den nach ACE-Hemmern auftretenden. Darum gibt es
für diese teuren Arzneimittel derzeit noch keine notwendige Einsatz-
möglichkeit.

> **Wichtig:**
>
> **Blutdrucksenkende Mittel dürfen niemals abrupt abgesetzt werden!
> Sie würden dann riskieren, daß Ihr Blutdruck rasant ansteigt („rebound
> effect").**

Für die Behandlung eines Bluthochdrucks in der Schwangerschaft gelten besondere Richtlinien. Aus unterschiedlichen Gründen sind Calciumantagonisten vom Nifedipin-Typ, ACE-Hemmer, Diuretika und Re-
serpin und auch die neuen AT_1-Rezeptorantagonisten zu meiden. Nicht
ungünstig beeinflußt wird die Schwangerschaft durch selektive Beta-
Blocker wie Atenolol oder Metoprolol. Im Notfall kann auf Verapamil
und das Dihydralazin zurückgegriffen werden.

Bei älteren Patienten ab dem 65. Lebensjahr sollten nach Möglichkeit
nur Diuretika und/oder Beta-Blocker zur Anwendung kommen.

Wenn stark erhöhte Blutdruckwerte mit Folgeschäden – z. B. frische
Blutungen in der Netzhaut des Auges, Sehstörungen oder Bewußtseins-
störungen – bestehen, sind Nifedipin oder Nitroglycerin indiziert.

Koronare Herzkrankheit

Die koronare Herzkrankheit (KHK) ist in den Industrienationen die häufigste Todesursache. Nach Berechnungen der Weltgesundheitsorganisation und der Weltbank rangieren Herz-Gefäß-Erkrankungen zur Zeit noch auf Platz 2 aller Todesursachen, im Jahr 2020 werden sie mit 36% auf Platz 1 liegen. Das bedeutet, daß dann auch in den Entwicklungsländern die koronare Herzkrankheit und der Schlaganfall an der Spitze der Morbiditäts- und Mortalitätsstatistiken stehen werden. Ursachen sind die ungenügende Bekämpfung des Übergewichts und des Rauchens, die ungenügende Erkennung und Behandlung des erhöhten Blutdrucks, der Zuckerkrankheit und der Fettstoffwechselstörungen.

Risikofaktoren

Dringend notwendig sind: Verhaltensänderung bei gefährdeten und erkrankten Personen sowie Fortbildung der Ärzte in der medikamentösen Behandlung der koronaren Herzkrankheit. Bei der Arzneitherapie müssen Ärzte viel stärker als bisher auf eine bessere Kontrolle des Hochdrucks, des Diabetes und der Lipidwerte achten. Immerhin sterben 60% der Diabetiker an Herz-Gefäß-Erkrankungen, bei 40% der Patienten ist der Blutdruck ungenügend eingestellt, etwa 20% der Patienten haben zu hohe Cholesterinwerte und nur 40% der durch Herzinfarkt gefährdeten Patienten werden mit Beta-Blockern behandelt.

Übergewicht und Zigarettenrauchen sind bereits seit den 1960er Jahren als Risikofaktoren bekannt. Herzinfarkt und plötzlicher Herztod waren noch Mitte des 20. Jahrhunderts ein unerklärliches geheimnisvolles Ereignis, betrafen sie doch auch Personen in ihrer aktiven Lebensphase, *„like bolts out of the blues"* (wie Blitze aus heiterem Himmel).

Sie entscheiden „mit Ihrem Kopf", ob Sie weiterhin mit dem Risiko eines Herzinfarktes leben wollen.

■ Ungenügende Umsetzung der medikamentösen Therapie

Die Arbeitsgruppe Epidemiologie und Prävention in Europa gab 1995 überraschende Ergebnisse bekannt: Nur die Behandlung mit Aspirin (das nicht nur schmerzlindernd und entzündungshemmend wirkt, sondern auch das Verkleben der Blutplättchen verhindert) wurde in den verschiedenen Ländern Europas einheitlich gehandhabt. Dagegen wurden die Ergebnisse aus größeren Studien zu Beta-Blockern, ACE-Hemmern und Lipidsenkern nur zum Teil aufgegriffen und in die Praxis umgesetzt.

Angina pectoris als Hauptsymptom der koronaren Herzkrankheit

Angina leitet sich ab von dem griechischen Wort „angchone" und bedeutet Erwürgen oder Erdrosseln. Die Bezeichnung Angina pectoris wurde bereits 1768 von dem englischen Arzt Heberden beschrieben: „Es gibt eine Krankheit der Brust (pectoris), die mit heftigen und eigentümlichen Symptomen einhergeht. Sie ist beachtenswert wegen der Gefahr, die ihr innewohnt. Ihr Auftreten ist nicht selten. Dies sind Gründe, weshalb sie es verdient, ausführlicher dargestellt zu werden. Ihr Sitz und das Gefühl strangulierender Beklemmung rechtfertigt die Bezeichnung Angina pectoris." Da sie zunächst nur ein subjektives Erlebnis ist, ist der Arzt auf Ihre sprachliche Ausdrucksfähigkeit angewiesen. Die Beschwerden werden als Druck, Beklemmung und Schmerz (brennend, dumpf, schneidend) geschildert, als Unfähigkeit durchzuatmen oder nicht selten auch als belastungsabhängige Oberbauchbeschwerden. An einen Herzinfarkt ist zu denken, wenn der Schmerz in der Herzgegend oder hinter dem Brustbein als unerträglich empfunden wird, den Betroffenen nicht zur Ruhe kommen läßt und von längerer Dauer ist.

Wenden Sie sich dann sofort an Ihren Hausarzt!
Jedes Abwarten oder jede Verzögerung bis zur stationären Aufnahme gefährdet akut Ihr Leben.

Mit Hilfe seines Wissensvorsprungs bestimmt der Arzt, was er Ihnen an therapeutischen Möglichkeiten anbietet. Zunächst wird er diagnostisch abklären, ob Sie an einer *stabilen Angina pectoris* leiden.

Die stabile Angina pectoris ist eine der klinischen Erscheinungsformen der koronaren Herzkrankheit und durch reproduzierbare Beschwerden bei körperlichen oder seelischen Belastungen gekennzeichnet. Die Prognose ist gut, falls die Pumpfunktion der linken Herzkammer erhalten ist. Entscheidend für den weiteren günstigen Verlauf der Erkrankung sind alle Maßnahmen, die das Fortschreiten hemmen, die Veränderungen an der Gefäßwand (koronare Plaque-Bildung) stabilisieren, so daß eine instabile Angina pectoris und ein Herzinfarkt verhindert werden. Aber auch nach einem Herzinfarkt können durch gezielte medikamentöse Therapie eine Dysfunktion der Muskulatur der linken Herzkammer und ein plötzlicher Herztod verhindert werden.

Allgemeine Maßnahmen

Alle Maßnahmen, die das individuelle Risiko eines Herzinfarkts vermindern, sind präventiv nützlich.

Da zwischen der Menge und Dauer des Zigarettenrauchens und dem Beginn der koronaren Herzkrankheit eine enge Beziehung besteht, führt ein Nikotinverzicht zu einer Abnahme der Mortalität, insbesondere des akuten Herztodes. Ebenso mindert körperliches Training die erhöhte Morbidität und Mortalität.

Jede regelmäßige körperliche Betätigung senkt Ihre Herzschlagfolge (Herzfrequenz) und Ihren diastolischen Blutdruck und steigert Ihr körperliches Wohlbefinden (Lebensqualität) unter den Belastungen des Alltags. Durch Reduktion von Übergewicht verbessern Sie außerdem Ihren Zucker- und Fettstoffwechsel. Auch ein erhöhter Blutdruck ist ein Risikofaktor der koronaren Herzkrankheit und erfordert eine entsprechende medikamentöse Behandlung.

Das geeignete Arzneimittel wählen und anwenden

Beta-Blocker sind aufgrund ihrer zahlreichen Angriffspunkte bei allen klinischen Symptomen der KHK wie bei stabiler Angina pectoris, instabiler Angina pectoris, akutem Herzinfarkt und bei Patienten nach dem Infarkt wirksam. Ein Jahr nach dem Infarkt ist die Prognose besser als ohne Beta-Blocker-Therapie, aber selbst nach 6 Jahren läßt sich mit dieser Behandlung immer noch eine Verbesserung der Prognose erreichen.

Auch der Nutzen einer Therapie mit ACE-Hemmern nach Herzinfarkt ist durch mehrere größere Studien belegt. Die Dauer der Medikation ist vom individuellen Risiko abhängig. Zur Abschätzung des Risikos sind erneuter Infarkt (Reinfarkt), instabile Angina pectoris nach Infarkt, Herzschwäche (Herzinsuffizienz) und unregelmäßige, von der Herzkammer ausgelöste Herzschlagfolgen (ventrikuläre Arrhythmie) wichtige klinische Zeichen. Je größer das Anfangsrisiko ist, um so größer ist der Nutzen einer Therapie mit ACE-Hemmern. (Siehe Kapitel Herzinsuffizienz.)

Das Risiko hoher Cholesterinwerte für die Entstehung der koronaren Herzkrankheit ist seit 1961 bekannt, trotzdem wurde seine Bedeutung über Jahrzehnte unterschätzt. Heute wissen wir, daß von den zwei wichtigen Fraktionen des Gesamtcholesterins das sogen. HDL (High density lipoprotein) eine schützende Wirkung auf die Gefäßwand ausübt, während das LDL (low density lipoprotein) das Arterioskleroserisiko vergrößert. Mit den lipidsenkenden Statinen können wir heute die koronare Herzkrankheit noch besser medikamentös behandeln. Mit einer Senkung des LDL um bis zu 35% ist ein Durchbruch in der Primärprävention (vor Eintritt des Herzinfarktes) und in der Sekundärprophylaxe (nach eingetretenem Infarkt) gelungen. Die Gesamtmortalität sinkt um 30%, die Zahl der klinischen Ereignisse (Herzinfarkt, koronare Wiedereröffnung des Gefäßes und Bypass-Operationen) um mehr als 40%. Die Verbesserung der Prognose ist von Ausmaß und Dauer der Senkung des LDL-Cholesterins abhängig, wobei unter regelmäßiger Kontrolle Konzentrationen von 100–120 mg/dl anzustreben sind.

Ferner besteht ein enger Zusammenhang zwischen akut auftretenden Ereignissen und der Funktion der Blutplättchen (Thrombozyten). Indem sie sich zusammenballen (Aggregation) und an die Gefäßwand anheften (Adhäsion), tragen sie entscheidend zu akuten Situationen bei. Die Aggregationsfähigkeit der Thrombozyten ist schon vor Eintritt des Erstinfarktes erhöht. Die Blutplättchenfunktion unterliegt einem 24-h-Rhythmus (zirkadianer Rhythmus) und ist gegen Ende der Nacht besonders träge, daher treten Infarkte häufig in den frühen Morgenstunden auf. Neben anderen Medikamenten hat sich die in der Schmerzbehandlung eingesetzte ASS (Aspirin) als Blutplättchenaggregationshemmer bewährt.

Wirkstoffgruppen

Arzneimittel, die bei der koronaren Herzkrankheit angewandt werden, dienen der symptomatischen (Symptome lindernde) und der prophylaktischen (vorbeugenden) Therapie. Alle anti-anginös wirkenden Medikamente beeinflussen das Sauerstoffangebot und den Sauerstoffbedarf des Herzens, nämlich das Angebot, indem sie die Herzkranzgefäße erweitern, und den Bedarf, indem sie die Herzarbeit vermindern.

■ Organische Nitrate

Wegen des raschen Wirkungseintritts innerhalb von wenigen Minuten ist **Nitroglycerin** das am häufigsten verwendete organische Nitrat, um den sehr schmerzhaften Angina-pectoris-Anfall zu beenden. Es kann als Zerbeißkapsel oder als Spray verschrieben werden. Diese Zubereitungsformen garantieren, daß Nitroglycerin schon in der Mundhöhle rasch aufgenommen wird und unter Umgehung des Magens sofort zum Herzen gelangt. Wählen Sie immer die niedrigste wirksame Dosis, eine Zerbeißkapsel oder einen Spraystoß in die Mundhöhle. Sollte nach 15 Minuten keine Linderung des Herzschmerzes eingetreten sein, suchen Sie sofort Ihren Arzt auf, da der Schmerz dann auf einen Herzinfarkt oder auf andere Ursachen hindeuten könnte.

Die gute Wirksamkeit von Nitroglycerin auch zur Anfallsprophylaxe wird sehr häufig übersehen. Viele Patienten wissen, wann bei ihnen ein pektanginöser Anfall auftritt, z.B. bei körperlichen Belastungen oder in Stress-Situationen („Belastungsangina"). Nehmen Sie bei solchen Situationen wenige Minuten vorher Ihr Nitroglycerin. Sehr oft benötigen Sie dann keine weitere prophylaktische Therapie.

Bei reproduzierbar auftretenden Beschwerden unter bestimmten Belastungen (stabile Angina pectoris) sind länger wirksame Präparate indiziert. Je nach Konvenienz und Kosten wird der Arzt auf eine der folgenden Substanzen zurückgreifen: Isosorbiddinitrat (ISDN), Isosorbidmononitrat (ISMN) und Pentaerythrityltetranitrat (PETN).

Bei Einsatz der oralen Darreichungsformen von Nitraten ist folgendes zu beachten:
■ Solange Nitrate wie im akuten Anfall nur zwischenzeitlich eingenommen werden, können Sie mit reproduzierbaren Wirkungen rechnen. Jedoch bei häufiger Wiederholung oder bei fortlaufender Gabe hoher Dosen werden die gewünschten Wirkungen deutlich abgeschwächt

(Toleranz). Dieses wurde erst deutlich, als aus nicht nachvollziehbaren Gründen immer höhere Dosen an Nitraten, insbesondere aus langsam resorbierbaren Zubereitungen (sogen. Retardpräparate) verordnet wurden.

Toleranz gegen die eine Nitroverbindung kann Toleranz gegen weitere Nitroverbindungen bedingen (Kreuztoleranz).

▧ Beginnen Sie auch bei länger wirkenden Präparaten mit einer niedrigen Dosierung und besprechen Sie das „Wie" und „Warum" mit Ihrem Arzt. Entscheidend ist Ihr persönlicher Bedarf. Eine nitratfreie Zeit von 10 bis 14 Stunden innerhalb eines Tages ist nur die halbe Lösung des Problems, da Minderdurchblutungen im nitratfreien Intervall auch in Ruhe möglich sind. Es gibt wissenschaftlich belegbare Hinweise, daß PETN nicht zur Toleranz führt.

▧ Nebenwirkungen einer Nitrattherapie sind Kopfschmerzen, die relativ häufig auftreten und auch schwer sein können. Meistens klingen sie bei Fortführung der Therapie ganz ab. Ein lageabhängiger niedriger Blutdruck kann mit Schwindel und Schwäche einhergehen. Meiden Sie exzessiven Alkoholgenuß. Dagegen ist Alkohol in geringen Mengen erlaubt, aber testen Sie die verträgliche Menge.

Wegen der Gefahr starker Blutdruckabfälle dürfen Sie Viagra® nicht unter einer Dauertherapie mit Nitraten einnehmen. Frühestens 24 Stunden nach der Viagra-Einnahme sind Nitrate wieder erlaubt. Günstiger für Sie ist es, wenn der Arzt Ihnen für die nächsten 24 Stunden nach Viagra-Einnahme, aber auch später, aus Sicherheitsgründen einen Beta-Blocker verordnet.

■ Beta-Blocker

Diese Medikamentengruppe ist Ihnen schon im vorigen Kapitel begegnet. Aufgrund ihrer vielfältigen Wirkungen verringern Beta-Blocker wiederkehrende Episoden von Durchblutungsstörungen des Herzmuskels. Sie vermindern insbesondere Schwere und Häufigkeit von Angina-Anfällen bei Belastung, da sie den Sauerstoffverbrauch senken. Jeder Beta-Blocker, den der Arzt verschreibt, ist bei Belastungsangina gleich wirksam.

Beta-Blocker sind aber nicht nur symptomatisch bei Angina pectoris wirksam, sondern anscheinend auch bei drohendem Herzinfarkt (auch als instabile Angina pectoris bezeichnet). Zwar konnte der Nachweis für eine Besserung der Prognose noch nicht geführt werden, aber die Häufigkeit des akuten Infarktes nimmt unter Beta-Blockern ab. Die Senkung der Mortalität nach akutem Infarkt ist eindeutig nachgewiesen.

Die größte Wirksamkeit ist dann gegeben, wenn die Beta-Blocker möglichst frühzeitig am Infarkttag gegeben werden. Auch die Häufigkeit eines erneuten Infarktes (Re-Infarkt) wird deutlich gesenkt.

Die häufigsten Nebenwirkungen von Beta-Blockern hängen eng mit ihrem Wirkungsmechanismus zusammen. So ist die Verlangsamung der Herzschlagfolge (Bradykardie) eine normale Reaktion auf Beta-Blocker. Ob diese Bradykardie im Einzelfall für Sie evtl. negative Folgen haben könnte, wird Ihnen der Arzt erklären. Einige Patienten klagen über kalte Hände und Füße.

Bei Asthma dürfen Beta-Blocker nicht verordnet werden. Sind Sie Diabetiker, so kann Ihr Blutzucker durch Beta-Blocker unter den Normbereich absinken (durch Herabsetzung der Hypoglykämieempfindung). Reaktionen auf eine Unterzuckerung (Hypoglykämie) sind z. B. Zittern der Hände, Schwindelgefühl, Schwitzen, rascher Puls, bis hin zu Krampfzuständen und Bewußtlosigkeit. Allerdings wird der Abfall des Blutzuckers individuell sehr unterschiedlich wahrgenommen.

Die gleichzeitige Einnahme eines Beta-Blockers und eines oral verabreichbaren Nitrats kann sich als vorteilhaft erweisen. Über die Zweckmäßigkeit einer solchen Kombinationsbehandlung entscheidet Ihr Arzt.

■ Calciumantagonisten

Calciumantagonisten (Calciumkanalblocker) sind nicht nur bei erhöhtem Blutdruck, sondern auch bei der Behandlung der Belastungsangina nützlich (s. auch S. 15). Sie steigern den Blutfluß in den Herzkranzgefäßen und senken den Sauerstoffverbrauch. Es gibt zwei Gruppen von Calciumantagonisten: Zur ersten Gruppe gehört als Hauptvertreter das Nifedipin neben anderen ähnlich wirkenden Substanzen, zur zweiten Gruppe zählen Verapamil und Diltiazem. Nifedipin und von ihm abgeleitete Präparate können unter Umständen Symptome der Angina pectoris verschlechtern, während dieses Phänomen bei Verapamil und Diltiazem seltener auftritt.

■ Lipidsenker (Statine, Fibrate, Niacin)

Unter allen Risikofaktoren kommt der Senkung des Cholesterins, insbesondere des sogen. LDL-Cholesterins die entscheidende Rolle zu. Nicht immer gelingt dies durch Ernährungsumstellung. Leider haben wir Ärzte die Bedeutung des Cholesterins jahrelang unterschätzt. Die Senkung der Lipide durch Statine, Fibrate und Niacin führt zu einer Verringerung der Morbidität und Mortalität. Insbesondere können Statine das LDL-Cholesterin senken. Dieses führt zu einer Abnahme der koronaren Mortalität um mehr als 40%. Die Verbesserung der Prognose ist vom Ausmaß und der Dauer der Senkung des LDL-Cholesterins abhängig. Daher sollten Werte von 100–120 mg/dl LDL-Cholesterin angestrebt werden. Sie sollten Ihr Cholesterin regelmäßig bestimmen lassen.

■ Acetylsalicylsäure (ASS, Aspirin)

Bei der Entstehung der koronaren Herzkrankheit spielt die Verklumpung der Blutplättchen (Thrombozytenaggregation) bzw. ihre Verklebung an der Gefäßwand eine entscheidende Rolle. Aufsehenerregend war vor einigen Jahren die Entdeckung, daß Aspirin diese dramatisch verlaufenden Krankheitsvorgänge verhindern kann. In Studien an mehr als 15 000 Patienten wurde nachgewiesen, daß Aspirin bei Zustand nach Herzinfarkt in einer Dosierung von 50–500 mg pro Tag die Prognose deutlich verbessert. Auch bei stabiler Angina pectoris kann die Häufigkeit nicht tödlicher Herzinfarkte und des plötzlichen Herztodes deutlich gesenkt werden. Als therapeutische Alternativen stehen Ticlopidin und Clopidogrel zur Verfügung, sofern sich Aspirin bei Ihnen als magenunverträglich erweist. ASS bzw. Aspirin ist eine sehr kostengünstige Substanz für die Langzeittherapie. Die Dosis sollte mindenstens 100 mg und höchstens 300 mg pro Tag betragen.

Die entscheidenden Maßnahmen für die Prognoseverbesserung sind patientenabhängig:

- Gewichtsreduktion durch Vermeidung von stark fetthaltigen Speisen, höheren Verzehr von Salaten, Gemüse und Fisch bei gleichzeitiger Einschränkung des Fleisch- und Wurstkonsums
- Regelmäßige körperliche Aktivitäten (Ausdauertraining)
- Vermeidung von Stress-Situationen
- Verzicht auf Rauchen, insbesondere auf Zigarettenkonsum
- Zurückhaltung beim Konsum von Alkohol
- Einstellung des Blutdrucks kleiner als 130 mmHg systolisch und kleiner als 90 mmHg diastolisch
- Diabeteskontrolluntersuchungen, optimale Einstellung des Blutzuckers und des Cholesterins
- Cholesterinsenkung (LDL-Cholesterin kleiner als 120 mg/dl) durch Umstellung bzw. Reduzierung der Ernährung und Einnahme von Statinen
- Acetylsalicylsäure (Aspirin, ASS) 100–300 mg täglich

Herzinsuffizienz

Die Zahl älterer Menschen wird in den nächsten Jahrzehnten weiter ansteigen. Damit wird auch die Last kardiovaskulärer Erkrankungen, mit langjährigem Siechtum und verminderter Lebensqualität, schwerer. Ein zunehmend größeres medizinisches Problem wird insbesondere die Herzinsuffizienz (Herzschwäche) älterer Menschen mit bedeutsamen gesundheitsökonomischen Folgen sein. Man schätzt, daß auf je 1 Mio. Einwohner eines europäischen Landes jährlich etwa 5000 Krankenhauseinweisungen wegen Herzinsuffizienz erfolgen. Das bedeutet u.a., daß in Deutschland Kosten in Höhe von DM 50 Mio. entstehen.

40% der in der Klinik zu behandelnden Kranken sind älter als 70 Jahre, die Mehrzahl von ihnen leidet an Herzinsuffizienz im fortgeschrittenen Stadium und bedarf wiederholter Krankenhausbehandlungen.

Trotz Erfolgen der medikamentösen Therapie im vergangenen Jahrzehnt ist die Behandlung der schweren fortgeschrittenen Herzschwäche nach wie vor unzulänglich, wenn man den Behandlungserfolg anhand der Symptome, des Krankheitszustandes, der Hospitalisierung oder der Todesfälle beurteilt. Zugegeben, unser Wissen über die Verflechtungen zwischen den Gefäßhormonen (Angiotensin, Adrenalin, Bradykinin) und ihren Angriffsorten (Rezeptoren) ist zwar größer geworden, aber doch ziemlich lückenhaft. Daher läßt sich bislang nicht sicher vorhersagen, wie sich eine medikamentöse Behandlung langfristig auf die Funktion des Herzens und auf den Gesundheitszustand insgesamt auswirkt.

Diagnose

Definitionsgemäß ist das Herz bei der Herzschwäche nicht mehr fähig, durch seine Pumpfunktion die Organe, Gewebe und Zellen des Körpers ausreichend mit Blut und damit mit Sauerstoff zu versorgen. Kardinalsymptome bei Herzinsuffizienz sind Atemnot, Müdigkeit und Wasseransammlungen vornehmlich in den unteren Körperpartien.

Entsprechend ihrer Leistungsfähigkeit werden die Patienten in **4 Schweregrade** eingestuft:

■ I. Herzkrank ohne körperliche Einschränkung. Körperliche Belastung im Alltag ohne Erschöpfung, Luftnot, Schmerzen in der Herzgegend und unregelmäßigen Herzschlag.

■ II. Herzkrank mit leichter Einschränkung der körperlichen Belastung bei alltäglicher Arbeit. In Ruhe keine Beschwerden. Körperliche Mehrbelastung verursacht allgemeines Schwächegefühl bis zu Erschöpfung, Atemnot oder Herzschmerz oder auch unregelmäßige Herzschlagfolge.

■ III. Herzkrank mit Einschränkung der körperlichen Leistungsfähigkeit im Alltag. Keine Beschwerden in Ruhe. Bereits bei geringer körperlicher Belastung Erschöpfungszustände, unregelmäßige Herzschlagfolge, Atemnot oder Schmerzen in der Herzgegend.

■ IV. Herzkrank mit Symptomen bei jeder körperlichen Anstrengung. Bettlägrigkeit.

Zur Sicherung der Diagnose wird Sie der Arzt nach früherem Myokardinfarkt, Hochdruckerkrankung, rheumatischem Fieber, Angina pectoris u.a. befragen. Elektrokardiogramm (EKG) und Röntgenaufnahme des Thorax (Brustkorb) tragen zur weiteren Absicherung der Diagnose bei. Ferner hat sich die Echokardiographie zur Beurteilung der Pumpfunktion bei Herzinsuffizienz bewährt.

Therapieziele

Jede Herzinsuffizienz mit Leistungseinschränkung, aber auch jede Pumpfunktionsstörung, bei der die Auswurffraktion der linken Herzkammer weniger als 35–40% beträgt (normal 60–65%), ist behandlungsbedürftig. Unter Auswurffraktion versteht man den Anteil des Herzschlagvolumens an der Blutmenge, die sich am Ende der Diastole in der Herzkammer befindet.

Vorrangiges Ziel der medikamentösen Behandlung ist zunächst das Fortschreiten der Herzschwäche durch Bekämpfung von Risikokrankheiten wie Bluthochdruck, koronare Herzerkrankung und Fettstoffwechselstörungen zu verhindern.

Zu den Allgemeinmaßnahmen gehören die tägliche Gewichtskontrolle bzw. das Anstreben des Normalgewichtes, die Einschränkung der Salzzufuhr auf nicht mehr als 3 g pro Tag und die Begrenzung der Flüssigkeitszufuhr, die bei Herzinsuffizienz 2 Liter pro Tag nicht übersteigen sollte.

Ferner sollten Sie auf Rauchen und vermehrten Alkoholkonsum verzichten. Erlaubt sind maximal 1/2 Liter Bier oder 1/4 Liter Wein täglich.

Körperliche Schonung ist nur im Stadium IV angesagt. Ansonsten sollten Sie sich bei stabilem Krankheitszustand regelmäßig körperlich betätigen, z. B. 3mal pro Woche 30 Minuten oder 4mal 20 Minuten radfahren, wobei eine Herzfrequenz von 100–120/Minute nicht überschritten werden sollte. Neben der Verbesserung des Wohlbefindens steigern Sie dadurch auch Ihre Belastbarkeit im Alltag. Verzichten Sie aber auf kurzfristige körperliche Anstrengungen, z. B. Heben schwerer Gegenstände oder Trainieren an Machinen im Fitneßstudio.

Medikamentöse Therapie

Ihr Körper versucht zunächst, die Herzschwäche durch die Ausschüttung bzw. Freisetzung von Hormonen und durch Aktivierung des sympathischen Nervensystems zu kompensieren. Dabei entsteht aber ein Teufelskreis, nämlich ein Nebeneinander von zwei krankhaften Zuständen: auf der einen Seite die Herzschwäche und auf der anderen Seite eine Gefäßverengung durch die Freisetzung von Hormonen wie Renin, Angiotensin, Aldosteron und Adrenalin. Beide Zustände beeinflussen sich in ungünstiger Weise und verschlimmern die Herzschwäche. Diese Erkenntnisse sind neu und haben zu einem grundlegenden Wandel in der Therapie der Herzinsuffizienz geführt. Anstelle der Digitalisglykoside, früher Medikamente der ersten Wahl, welche die Kontraktion noch intakter Herzmuskelzellen förderten, werden heute Medikamente eingesetzt, die das Herz entlasten. Zu diesen Medikamenten zählen die ACE-Hemmer, Beta-Blocker und im weiteren Sinne auch die wasserausscheidenden Medikamente (Diuretika).

■ ACE-Hemmer

Medikamente vom Typ der ACE-Hemmer (s. auch S. 14) greifen in das Renin-Angiotensin-Aldosteron-System ein, das ist ein komplizierter Regelmechanismus, der u. a. den Blutdruck und das Blutplasmavolumen steuert.

ACE-Hemmer (Acerbon®, Delix®, Tensobon®, Xanef®, Accupro®) mindern bei den zu behandelnden Schweregraden II bis IV die Symptome und verbessern die Belastbarkeit, sie senken die Zahl der Krankenhauseinweisungen und die Sterblichkeit. Auch bei Patienten ohne Symptomatik bei denen die Auswurfleistung 35% und weniger beträgt, senken ACE-Hemmer die Zahl der Krankenhausbehandlungen.

Nach einem Herzinfarkt und wenn die Pumpfunktion auf 35% abgenommen hat, ist unter Behandlung mit ACE-Hemmern eine deutliche Besserung zu erwarten.

Je nach Ihrem Befund wird Ihr Arzt mit Ihnen besprechen, welche Therapie erforderlich ist, insbesondere ob eine Niedrigdosistherapie z.B. mit 2,5 bis 5 mg Acerbon® pro Tag oder eine Hochdosistherapie von 32,5 bis 35 mg pro Tag durchgeführt werden soll. Es konnte nämlich gezeigt werden, daß die Gesamtsterblichkeit unter einer Hochdosistherapie signifikant gesenkt werden kann. Dabei treten Nebenwirkungen nicht häufiger auf als bei einer niedrig dosierten Therapie.

Nebenwirkungen der Therapie mit ACE-Hemmern sind häufig ein unstillbarer Reizhusten bei etwa 10% der behandelten Patienten, Retention (Einbehaltung) von Kalium im Organismus, Hautentzündungen (Dermatitis), selten eine Schwellung des Unterhautgewebes und der Schleimhäute (Angioödem). Da ACE-Hemmer den Blutdruck senken, muß anfangs der Blutdruck überwacht werden. Man beginnt deswegen mit niedrigen Dosen, die langsam erhöht werden.

■ Diuretika

Diuretika sollten bei Flüssigkeitsretention (Ödeme) nur zusammen mit ACE-Hemmern angewendet werden. Beide Medikamente können getrennt verschrieben werden, sind aber auch als Kombinationspräparate verfügbar. Das am häufigsten verwendete Diuretikum – auch in fixen Kombinationen – ist das Hydrochlorothiazid. Sowohl ACE-Hemmer als auch Diuretika senken den Blutdruck und können zu hypertonen Kreislaufreaktionen führen. Da mit dem Wasser auch Elektrolyte ausgeshwemmt werden, ist in regelmäßigen zeitlichen Abständen der Kalium-Spiegel im Blut zu kontrollieren.

■ Beta-Blocker

Bei Patienten mit stabiler Herzinsuffizienz verbessert die Gabe eines Beta-Blockers zusätzlich zu einem ACE-Hemmer die Pumpfunktion der linken Herzkammer. Um die gewünschte klinische Wirkung zu erzielen, werden nur solche Präparate verschrieben, die bei Patienten mit Herzinsuffizienz klinisch geprüft worden sind, nämlich Metoprolol (Beloc®),

Bisoprolol (Concor®) und Carvedilol (Dilatrend®). Die Behandlung beginnt einschleichend mit einer niedrigen täglichen Dosis – (2×10 mg Metoprolol, 1,25 mg Bisoprolol oder 6,25 mg Carvedilol) – und wird dann nach und nach auf 3×50 mg Metoprolol, 1×10 mg Bisoprolol bzw. 2–25 mg Carvedilol täglich gesteigert. Wichtig ist die engmaschige Kontrolle der Behandlung durch einen kardiologisch ausgebildeten Arzt. Auf Nebenwirkungen ist bei dieser Therapie besonders zu achten. Diese können in einer Verlangsamung des Herzschlages unter 50 pro Minute, einem Blutdruckabfall und Atembeschwerden (Bronchialkonstriktion) bestehen.

■ Herzglykoside

Herzglykoside, die aus dem wolligen Fingerhut (Digitalis lanata) und dem roten Fingerhut (Digitalis purpurea) isoliert werden, steigern die Kontraktionskraft des Herzens (sog. positiv inotrope Wirkung) und senken die Herzfrequenz. Bei Patienten mit den Schweregraden II bis IV der Herzinsuffizienz können durch zusätzliche Gabe eines Herzglykosids zu einem ACE-Hemmer und einem Diuretikum die Krankheitssymptome und die Belastbarkeit weiter gebessert werden. Herzglykoside haben zwar keinen positiven Effekt auf die Gesamtsterblichkeit, sie vermindern aber die Häufigkeit der Krankenhausaufenthalte.

Die therapeutisch angewandten Herzglykoside unterscheiden sich im wesentlichen durch ihren Ausscheidungsmodus. Digoxin (Lanicor®), Beta-Acetyldigoxin (Novodigal®) und Methyldigoxin (Lanitop®) sind in ihrem Ausscheidungsverhalten von der Nierenfunktion abhängig, d.h. bei eingeschränkter Nierenfunktion im Alter und bei Niereninsuffizienz wird Ihr Arzt die übliche Dosis reduzieren, während Digitoxin (Digimerck®) bei verminderter Ausscheidungsleistung der Niere nur selten niedriger dosiert werden muß.

Beachtet man das Ausscheidungsverhalten, so treten heute schwere Vergiftungen wesentlich seltener auf. Allerdings sollten Sie auf Nebenwirkungen von seiten des Herzens (unregelmäßiger Herzschlag) und des Magens (Übelkeit, Erbrechen) achten und im Falle eines Falles sofort Ihren Arzt informieren. Die Dosierung von Herzglykosiden muß immer individuell festgelegt werden und ist dem Krankheitszustand des Patienten anzupassen. Ferner ist eine langfristige ständige Überwachung der Therapie durch den Arzt erforderlich.

Da die Herzinsuffizienz auch bei optimaler medikamentöser Therapie immer eine lebensbedrohliche Erkrankung bleibt, gibt es im Hinblick auf das Risiko-/Nutzen-Verhältnis keine wirksamen Alternativen zu chemisch definierten Medikamenten. Keine therapeutische Alternative sind z. B. pflanzliche Zubereitungen aus Weißdornblättern oder -blüten (Crataegus). Bislang fehlen Langzeituntersuchungen, die eine klinische Wirksamkeit von Weißdornextrakten beweisen. Der Einsatz von Crataegus-Extrakten ist nur bei Schweregrad I und II gerechtfertigt. Der Hinweis auf eine nebenwirkungsfreie Therapie ist irrelevant und entspricht nicht dem Stand wissenschaftlicher Erkenntnisse.

Herzrhythmusstörungen

Herzrhythmusstörungen sind behandlungsbedürftig, wenn sie die physikalischen Grundlagen des Blutkreislaufs und das Zusammenwirken von Herz- und Kreislauffunktion (Hämodynamik) ungünstig beeinflussen, Ihre Lebenserwartung verkürzen und Ihnen erhebliche subjektive Beschwerden verursachen.

Medikamente, die bei Herzrhythmusstörungen angewandt werden, können das Krankheitsgeschehen objektiv und subjektiv bessern, aber auch verschlimmern. Deswegen ist eine sehr sorgfältige Abklärung möglicher Ursachen der Rhythmusstörung notwendig, bevor die Indikation zur Behandlung von einem fachkundigen Kardiologen gestellt wird.

Diagnose

Erste Maßnahme ist die sorgfältige klinische Untersuchung, bei der die möglichen Ursachen der Rhythmusstörung geklärt werden. Ursachen können sein: Eine Erkrankung der Herzkranzgefäße, eine Schwäche der Herzmuskulatur (Herzinsuffizienz), Störungen in der Bilanzierung lebensnotwendiger Mineralien wie Kalium und Magnesium, eine Überfunktion der Schilddrüse sowie eine Vergiftung durch zu hoch dosierte Medikamente, z. B. Herzglykoside, Beta-Blocker, Adriamycin (Zytostatikum) u. a. Zur Diagnose führen laborchemische Analysen von Blut und Urin und die genaue Erfassung der Herzschlagfolge mit Hilfe eines EKGs (12-Kanal-EKG-Ableitung) und eines 24-Stunden-EKGs. Weitere spezielle Untersuchungen wird Ihr Arzt mit Ihnen absprechen. Er wird Sie auch darauf hinweisen, daß Herzrhythmusstörungen, z. B. sogenannte Extrasystolen, das sind einzelne oder gehäufte Herzaktionen außerhalb des Grundrhythmus oder kurzzeitig schnelle Herzaktionen, auch bei klinisch herzgesunden Menschen auftreten können. Die Herzfrequenz kann eine beträchtliche physiologische Variationsbreite aufweisen, wobei im Schlaf Frequenzen von 40 Schlägen pro Minute (normal sind 70 Schläge/Min.) möglich sind.

Therapie

Zur Behandlung von Herzrhythmusstörungen werden neben den Antiarrhythmika auch Medikamente wie Atropin, Orciprenalin (Alupent®), Herzglykoside (Novodigal®, Digimerck®) oder Adenosin eingesetzt, die im engeren Sinne nicht zu der Gruppe der antiarrhythmisch wirkenden Medikamente gehören.

Die Therapie der Herzrhythmusstörungen setzt ein erhebliches Spezialwissen des Arztes voraus. Der Arzt wird die Medikamente individuell auswählen und Sie genau darüber informieren. Deswegen werden hier nur die wichtigsten und häufig vorkommenden Erkrankungen und deren Behandlung vorgestellt.

■ Vorhofflimmern

Vorhofflimmern kommt vor bei Patienten mit organischen Herzkrankheiten wie Erkrankungen des Herzmuskels (Kardiomyopathien), Herzklappenfehlern oder der Erkrankung der Herzkranzgefäße (koronare Herzerkrankung), bei Schilddrüsenüberfunktion, bei Bluthochdruck, ferner nach exzessivem Alkoholgenuß oder auch ohne Nachweis einer organischen Herzerkrankung.

Häufig verläuft das Vorhofflimmern ohne Symptome, manchmal mit Schwindel und Beklemmungsgefühl. Wenn Sie Ihren Puls fühlen, werden Sie die Unregelmäßigkeit feststellen. Zugrunde liegt eine Störung der Erregungsbildung im Vorhof mit Frequenzen von 350–600/min., die bei unregelmäßiger Überleitung zu einer absoluten Unregelmäßigkeit des Herzschlages führen (absolute Arrhythmie). Für den Patienten besteht bei chronischem Verlauf und vergrößerten Vorhöfen oder bei akuter Herzschwäche ein hohes Embolierisiko, weil sich Thromben in den Vorhöfen bilden können.

In der Praxis wird der Arzt versuchen, die Herzfrequenz zu verlangsamen. Hier eignet sich besonders das Verapamil (Isoptin®) in einer Dosis von 5 mg intravenös, gegebenenfalls wiederholt. Alternativ kommen Herzglykoside (z. B. Novodigal®) oder Beta-Rezeptorenblocker (z. B. Concor®) zum Einsatz. Liegt bei Ihnen schon eine Herzinsuffizienz vor, wird Ihr Arzt primär Herzglykoside einsetzen.

Bei chronischem Vorhofflimmern (länger als 6 Monate) kann eine Rhythmisierung medikamentös oder mit Gleichstrom erfolgen. Für das rhythmisierende Arzneimittel Chinidin liegen umfangreiche Erfahrungen vor. Die Gabe wird elektrokardiographisch überwacht. Eventuell wird der Arzt Chinidin oral mit Verapamil oral applizieren. Im Anschluß an die Behandlung ist eine mehrwöchige Gabe von Antikoagulanzien (Gerinnungshemmer, z.B. Marcumar®) erforderlich, da in den ersten Wochen ein erhöhtes Embolierisiko besteht. Auch Amiodaron (Cordarex®) wird therapeutisch eingesetzt.

Fünfzig Prozent der Patienten weisen auch noch ein Jahr nach der Therapie einen normalen Rhythmus auf.

■ Rhythmusstörungen der Herzkammermuskulatur

Ventrikuläre Arrhythmien treten im Rahmen eines Herzinfarktes auf. Das Medikament der Wahl ist das Lokalanästhetikum und Antiarrhythmikum Lidocain (Xylocain®), welches intravenös gegeben wird. Zunächst werden 100 mg als Erstinjektion appliziert, daran schließt sich dann eine Dauerinfusion über 30 Minuten mit 3 bis 4 mg pro kg Körpergewicht an.

Treten ventrikuläre Tachykardien mit einem Anstieg der Herzfrequenz von über 100 Schlägen pro Minute auf, hat sich Ajmalin (Gilurytmal®) intravenös bewährt.

Ventrikuläre Extrasystolen, bei denen außerhalb des regulären Grundrhythmus gehäuft Herzaktionen auftreten, findet man auch bei herzgesunden Menschen. Sie haben hier keinen Krankheitswert und bedürfen keiner medikamentösen Behandlung.

Dagegen haben ventrikuläre Extrasystolen bei herzkranken Patienten eine prognostische Bedeutung. Sollten Sie bei sich durch Tasten des Pulses eine Unregelmäßigkeit feststellen, so konsultieren Sie Ihren behandelnden Arzt. Er wird mit Ihnen besprechen, ob und in welchem Umfang die Prognose durch eine medikamentöse Behandlung mit Amiodaron (Cordarex®) und Sotalol (Sotalex®) verbessert werden kann. Behandlungsalternativen sind ein antitachykarder Schrittmacher (Kardioverter) oder die Zerstörung (Ablation) der arrhythmogenen Bezirke durch Elektrokoagulation.

Bei plötzlich auftretenden Bradykardien mit Herzschlägen unter 40/Min. kann akut eine den Vagus dämpfende Substanz, z.B. Atropin (Wirkstoff aus Belladonna, Tollkirsche, oder Stechapfel) 0,5–1,0 mg intravenös gegeben werden oder eine den Sympathikus stimulierende Substanz, Orciprenalin (Alupent®), in einer Dosis von 0,5–1,0 mg intravenös.

Zur Dauerbehandlung erheblicher Bradykardien muß ein Herzschrittmacher implantiert werden.

Fertigarzneimittel bei erhöhtem Blutdruck, koronarer Herzkrankheit, Herzinsuffizienz und Herzrhythmusstörungen

ACE-Hemmer	ACE-Hemmer und Hydrochlorothiazid	Betarezeptorenblocker	Herzglykoside
■ **Acerbon®** (Lisinopril) 1 Tablette enthält 2,5, 5, 10 oder 20 mg Wirksubstanz	■ **Delix plus®** 1 Tablette enthält 2,5 mg Ramipril und 12,5 mg Hydrochlorothiazid oder 5,0 mg Ramipril und 25 mg Hydrochlorothiazid als Wirksubstanzen	■ **Beloc-Zok®/-mite** (Metoprololsuccinat) 1 Retardtablette enthält 95 mg/ 47,5 mg Wirksubstanz	■ **Digimerck®** (Digitoxin) 1 pico-Tablette enthält 0,05 mg 1 minor-Tablette 0,07 mg oder Digimerck 0,1 mg Wirksubstanz
■ **Delix®** (Ramipril) 1 Tablette enthält 1,25, 2,5 oder 5 mg Wirksubstanz	■ **Tensobon comp.®** 1 Tablette enthält 50 mg Captopril und 25 mg Hydrochlorothiazid – **mite**, 25 mg Captopril und 25 mg Hydrochlorothiazid – **mini**, 25 mg Captopril und 12,5 mg Hydrochlorothiazid als Wirksubstanzen	■ **Concor®** (Bisoprolol) 1 Tablette enthält 5 oder 10 mg Wirksubstanz	■ **Lanicor®** (Digoxin) 1 Tablette enthält 0,25 mg Wirksubstanz
■ **Tensobon®** (Captopril) 1 Tablette enthält 25 oder 50 mg Wirksubstanz	■ **Pres®plus** 1 Tablette enthält 10 mg Enalapril und 25 mg Hydrochlorothiazid als Wirksubstanzen	■ **Dilatrend®** (Carvedilol) 1 Tablette enthält 3,125 mg, 6,25 mg, 12,5 mg, 25 mg Wirksubstanz	■ **Novodigal®/, -mite** (Betaacetyldigoxin) 1 Tablette enthält 0,2 mg oder 0,1 mg Wirksubstanz

(Fortsetzung)

ACE-Hemmer	ACE-Hemmer und Hydrochlorothiazid	Betarezeptorenblocker	Herzglykoside
■ **Xanef®** (Enalapril) 1 Tablette enthält 5, 10 oder 20 mg Wirksubstanz	■ **Accuzide®** 1 Tablette enthält 10 mg Quinapril und 12,5 mg Hydrochlorothiazid oder 20 mg Quinapril und 12,5 mg Hydrochlorothiazid als Wirksubstanzen	■ **Tenormin®** (Atenolol) 1 Tablette enthält 25 mg, 50 mg oder 100 mg Wirksubstanz	■ **Lanitop®** (Betamethyldigoxin) 1 Tablette enthält 0,05 mg, 0,1 mg oder 0,15 mg Wirksubstanz
■ **Accupro®** (Quinapril) 1 Tablette enthält 5, 10 oder 20 mg Wirksubstanz	■ **Acercomp®/-mite** 1 Tablette enthält 20 mg Lisinopril und 12,5 mg Hydrochlorothiazid oder 10 mg Lisinopril und 12,5 mg Hydrochlorothiazid als Wirksubstanzen		

(Fortsetzung)

Thrombozyten-aggregationshemmer	Lipidsenker	Andere Substanzen
■ **Tiklyd®** (Ticlopidin) 1 Filmtabl. enthält 250 mg Wirksubstanz	■ **Denan®** (Simvastatin) 1 Filmtabl. enthält 5 mg/10 mg/20 mg/40 mg Wirksubstanz	■ **Dihycin®** (Dihydralazin) 1 Filmtabl. enthält 25 mg Wirksubstanz
■ **Iscover®** (Clopidogrel) 1 Filmtabl. enthält 75 mg Wirksubstanz	■ **Lipobay®** (Cerivastatin) 1 Filmtabl. enthält 0,1 mg/0,2 mg/0,3 mg Wirksubstanz	■ **Lonolox®** (Minoxidil) 1 Tablette enthält 2,5/10 mg Wirksubstanz
■ **ASS – Isis®** (Acetylsalicylsäure) 1 Tabl. enthält 100 mg Wirksubstanz	■ **Cranoc®** (Fluvastatin) 1 Kapsel enthält 20 mg/40 mg Wirksubstanz	■ **Atropinsulfat Braun** 0,5 mg Injektionslösung
	■ **Liprevil®** (Pravastatin) 1 Tablette enthält 10 mg/20 mg/40 mg Wirksubstanz	■ **Alupent®** (Orciprenalin) 0,5 mg/ml Injektionslösung
	■ **Mevinacor®** (Lovastatin) 1 Tablette enthält 10 mg/20 mg/40 mg Wirksubstanz	
	■ **Sortis®** (Atorvastatin) 1 Filmtabl. enthält 10 mg/20 mg Wirkstubstanz	

(Fortsetzung)

Antiarrhythmika	Ca-Antagonisten	Diuretika	Nitrate
Sotalex® (Sotalol) 1 Tablette enthält 40 mg Wirksubstanz	**Adalat®** (Nifedipin) 1 Kapsel enthält 5 mg/10 mg/20 mg. 1 Retardtabl. enthält 20 mg Wirksubstanz	**Esidrix®** (Hydrochlorothiazid) 1 Tablette enthält 25 mg Wirksubstanz	**Nitrolingual®-Spray** (Glyceroltrinitrat) 1 Sprühstoß enthält 0,4 mg Wirksubstanz
Cordarex® (Amiodaron) 1 Tablette enthält 200 mg Wirksubstanz	**Isoptin® RR plus** (Verapamil) 1 Retardkapsel enthält 240 mg Verapamil und Hydrochlorothiazid	**Lasix® long** (Furosemid) 1 Retardkapsel enthält 30 mg Wirksubstanz	**Isoket®** (Isosorbiddinitrat) 1 Tablette enthält 10 mg/20 mg/40 mg Wirksubstanz
Xylocain® (Lidocain) 2% 1 Ampulle (5 ml) enthält 100 mg Wirksubstanz	**Procorum®/-senior** (Gallopamil) 1 Filmtablette enthält 50 mg/25 mg Wirksubstanz		**Ismo®** (Isosorbidmononitrat) 1 Tablette enthält 20 mg Wirksubstanz
Gilurytmal® (Ajmalin) 1 Ampulle (10 ml) enthält 50 mg Wirksubstanz 1 Filmtablette enthält 20 mg Wirksubstanz	**Dilzem®** (Diltiazem) 1 Tablette enthält 60 mg Wirksubstanz		**Dilcoran®** (Pentaerythrityltetranitrat) 1 Tablette enthält 80 mg Wirkstubstanz

Asthma bronchiale und chronische Bronchitis sind chronische Atemwegserkrankungen. Die Übergänge zwischen beiden eigenständigen Erkrankungen sind fließend, insbesondere bei längerem Krankheitsverlauf.

Auslöser des Asthma bronchiale sind exogene Allergene ubiquitären Ursprungs, Allergene am Arbeitsplatz (Einatmung toxisch-chemischer Partikel) und Asthma ohne erkennbare Ursache (sogen. intrinsisches Asthma), schließlich das Belastungsasthma, z. B. bei Sportlern, und das durch Analgetika ausgelöste Asthma. Eine chronische Bronchitis wird bei entsprechender Konstitution durch exogene Umweltgifte wie Rauchen, Noxen am Arbeitsplatz, Immunerkrankungen, Mukoviszidose u. a. ausgelöst. Bei beiden Erkrankungen ist mit einem jahrzehntelangem Verlauf zu rechnen, der mit negativen ökonomischen Folgen verbunden ist.

Diagnose und Strategien der Behandlung

Symptome des Asthmas sind Atemnot (Dyspnoe), Auswurf und Husten. Neben der Anamnese stützen Lungenfunktionsprüfungen die Diagnose, z. B. Messung von FEV (forciertes Exspirationsvolumen) und PEF (maximale Atemstromstärke bei forcierter Ausatmung).

Therapieziele

Ziele der Therapie sind die Beschwerdefreiheit in Ruhe und unter Belastung, die Vermeidung von akuten Asthmaanfällen, die Besserung der Lebensqualität und die Minderung der Symptomatik durch eine gezielte Pharmakotherapie.

Unterstützende Maßnahmen sind Atemschulung, autogenes Training, Psychotherapie und Klimatherapie.

Die Behandlung der chronisch obstruktiven Bronchitis geschieht nach den gleichen Grundregeln.

Die Therapie beginnt beim Asthma bronchiale mit einer spezifischen Expositionsprophylaxe für bestimmte Allergene von Haustieren und im Beruf vorkommende Allergene, neben Raucherentwöhnung, Vermeidung von Noxen und Infektprophylaxe.

Die medikamentöse Therapie ruht auf zwei Säulen, nämlich Entzündungshemmer zur Kontrolle der Atembehinderung und bronchienerweiternde Mittel (Dilatatoren) zur Linderung der Atemnot. Dauer- und Bedarfsmedikation werden stufenweise entsprechend dem Asthmaschweregrad eingesetzt, vom intermittierend auftretenden bis zum persistierenden schweren Asthma bronchiale.

Zur inhalativen Behandlung werden zunächst Glukokortikoide verordnet. Schon innerhalb von drei bis sechs Tagen nach Behandlungsbeginn kann Beschwerdefreiheit erreicht werden. Meistens bleiben Restbeschwerden zurück, und zwar trotz rechtzeitigem Beginn der Therapie. Die Dosierung ist jeweils individuell anzupassen. Bei andauerndem leichten Asthma bronchiale (Stufe 2) genügt eine alleinige regelmäßige Medikation mit Glukokortikoiden, um Beschwerdefreiheit zu erzielen. Beta-adrenerge Agonisten zur Erweiterung der Bronchien sind als Bedarfsmedikation nur ausnahmsweise notwendig.

Bei zunehmender Symptomatik (Stufe 3) bedarf es einer mittleren Dosierung des Glukokortikoids zusammen mit einem Beta-2-Agonisten. Diese Maßnahme sichert meist einen ausreichenden Behandlungseffekt, zumal heute langwirksame Beta-2-Agonisten zur Inhalation verfügbar sind, z. B. Formoterol mit einem Einzelhub von 12 µg (Mikrogramm) und Salmeterol mit 100 µg pro Hub. Vergleichbar ist der Behandlungserfolg auch, wenn mit Theophyllin oder einem Antileukotrien (Zafirlukast®) kombiniert wird. Antileukotriene unterbinden die entzündungserregende und bronchospastische Wirkung der Leukotriene (Entzündungsmediatoren). Das schwer verlaufende Asthma bronchiale (Stufe 4) erfordert eine hochdosierte inhalative Glukokortikoidtherapie. Wegen der hohen Nebenwirkungsrate sollte ein engmaschig überwachter Wechsel von einem inhalativen zu einem oralen Glukokortikoid oder umgekehrt erfolgen. Akute Verschlechterungen sprechen schneller auf ein orales Glukokortikoid an. Für die Langzeitbehandlung ist meistens eine orale Dosis von z. B. 2,5 bis 10 mg Prednisolon täglich erforderlich. In besonders schweren Fällen nimmt man 2/3 der Dosis morgens und 1/3 der Dosis nachmittags.

Medikamentöse Therapie des Asthma bronchiale

■ Inhalative Glukokortikoide

Fünf inhalative Glukokortikoide werden therapeutisch eingesetzt, als Dosieraerosole, als zu inhalierende Pulverzubereitung oder als Dosieraerosole mit Inhalierhilfen:

Beclometason (AeroBec®, Beclomet®, Bronchocort®, Sanasthmax® und Sanasthmyl®) als Dosieraerosol oder Pulverinhalation mit Inhalierhilfen, Budesonid (Pulmicort®) als Dosieraerosol ohne oder mit Inhalierhilfe und als Pulverinhalation, Flunisolid (Inhacort®) als Dosieraerosol mit und ohne Inhalierhilfe, Fluticason (atemur®, Flutide®) als Dosieraerosol mit und ohne Inhalierhilfe und schließlich das am häufigsten eingesetzte Dexametason (Auxiloson®) als Dosieraerosol. Entsprechend dem Schweregrad der Erkrankung liegt die Tagesdosis in Stufe 2 zwischen 250 und 500 µg je nach Substanz, in Stufe 3 zwischen 500 und 1000 µg und in Stufe 4 bei 1000 bis 2000 µg.

Unerwünschte Arzneimittelwirkungen (UAWs) bei inhalativer Aufnahme von Glukokortikoiden sind Pilzbeläge (Soor) im Mundrachenraum und Heiserkeit infolge Stimmbandveränderungen. Bei oraler Applikation von Glukokortikoiden ist die Schwellendosis für das Auftreten von Nebenwirkungen zu beachten. Sie kann individuell sehr verschieden sein und liegt im Mittel bei 7,5 mg Prednisolon. Etwa einer von 1000 Asthmapatienten spricht selbst auf hohe Dosen von Glukokortikoiden nicht an. Von einer Resistenz ist dann zu sprechen, wenn sich nach 2wöchiger Prednisolon-Gabe von 30–40 mg/Tag die Lungenfunktionsprüfung nicht bessert.

■ Cromoglicinsäure (DNCG)

Cromoglicinsäure (Intal®) verhindert die Freisetzung z.B. von Histamin und die Bildung von Entzündungsvermittlern wie Leukotriene und Prostaglandine. DNCG ist ein Präparat, das bei Kindern und Jugendlichen zur Behandlung leichter Fälle von allergischem Asthma verordnet werden kann. Ältere Patienten sprechen weniger auf diese Therapie an.

DNCG gibt es als Inhalationslösung sowie als Dosier- und Pulveraerosol. Beim Anstrengungs- oder Belastungsasthma ist der Wirkungszeitraum begrenzt und die Applikation muß deswegen mehrfach täglich erfolgen. Nebenwirkungen wie Magen-Darm-Störungen, Haut- und Muskelentzündungen und Husten infolge Reizung der Schleimhäute durch Pulverinhalation sind relativ selten.

■ Nedocromil

Die klinischen Wirkungen sind denen des DNCG vergleichbar. Die Anwendung bleibt auf das leichtgradige Asthma beschränkt. Die Applikation erfolgt als Dosieraerosol (Tilade®).

■ Antileukotrien-Rezeptor-Antagonisten

Leukotriene spielen beim Asthma bronchiale eine bedeutende Rolle. Sie werden in bestimmten weißen Blutzellen und in sogen. Mastzellen gebildet. Sie führen zu einer Anspannung der Bronchialmuskulatur und zu vermehrter Schleimsekretion. Antileukotrien-Rezeptor-Antagonisten, kurz Antileukotriene, hemmen die Leukotrienbildung.

Man schreibt den Antileukotrienen sowohl einen protektiven als auch bronchodilatatorischen Effekt zu. In Deutschland ist das Antileukotrien Montelukast (Singulair®) im Handel. Der Stellenwert in der Behandlung des Asthma bronchiale kann heute noch nicht eindeutig festgelegt werden. Singulair® wird zur Behandlung des Belastungsasthmas bzw. mit inhalativen Steroiden verordnet, um deren Menge einzusparen. Der Anteil an Therapieversagern ist mit 40% relativ hoch.

Nebenwirkungen sind Störungen im Magen-Darm-Bereich und Kopfschmerzen.

■ Beta-2-Adrenorezeptor-Agonisten

Sie sind neben den Glukokortikoiden die wichtigste Gruppe von Medikamenten zur Behandlung des Asthma bronchiale. Es ist von allgemeinem Interesse, daß ihre Vorläufer körpereigene Substanzen sind: die Katecholamine. Sie führen an der Bronchialmuskulatur zu einer ausgeprägten Erweiterung. Ihr Nachteil bestand darin, daß sie zwar durch ihre Bindung an die Rezeptoren in den Bronchien zu einer Erweiterung führen, gleichzeitig aber im Herzmuskel an Alpha-Rezeptoren binden und Nebenwirkungen wie Tachyarrhythmien auslösen können. Darum war der Einsatz bei Asthma bronchiale kontraindiziert. Dagegen stützt sich die heutige Therapie auf Medikamente, die in den 60er bis 70er Jahren entwickelt wurden. Hauptvertreter sind Fenoterol, Salbutamol und Terbutalin mit einer Wirkdauer von 4–6 Stunden und seit Anfang der 90er Jahre Formoterol und Salmeterol, die über 12 Stunden antiasthmatisch wirken. Die Wirkungsdauer ist interindividuell sehr variabel. Beta-Agonisten haben unterschiedliche Wirkungsstärken, die für die Therapie beachtet werden müssen: z.B. Berotec® N 100 µg/Berotec® 200 µg Dosier-Aerosol, Mengen, die in einem Aerosolstoß enthalten sind, und Sultanol® N Dosier-Aerosol mit einem Sprühstoß von 100 µg als kurzwirksame Medikamente.

Langwirkende Medikamente sind Oxis® Turbohaler 6 µg/12 µg als Pulver zur Inhalation oder Serevent® Dosier-Aerosol mit einem Sprühstoß von 25 µg.

Bei oraler Gabe ist die Dosis um das 10- bis 20fache zu erhöhen. In jüngster Zeit ist der Beta-2-Agonist Clenbuterol zur „Muskelmast" bei Tier und Mensch mißbraucht worden. Unter dem Handelsnamen Spiropent® mite kann es als Tablette mit 20 µg oral verordnet werden. Wegen des verzögerten Wirkungseintritts (15–30 Min.) und der Zeit bis zum Erreichen der maximalen Wirkungsstärke ist die Verordnung begrenzt. Folgende Besonderheiten und Einsatzmöglichkeiten sind zu beachten:

Bei vorübergehendem Asthma bronchiale erfolgt eine Bedarfsgabe von Berotec®. Bei leichtem anhaltenden Asthma (Grad 2) wird ebenfalls die Bedarfsmedikation fortgesetzt, gleichzeitig aber eine Dauertherapie mit einem inhalativen Glukokortikoid begonnen. Bei mittelschwerem und schwerem Asthma bronchiale werden kurzwirksame Medikamente eingesetzt und bei Dauertherapie langwirkende Beta-2-Agonisten zusammen mit einem inhalativen Glukokortikoid.

Die häufigste Nebenwirkung ist ein feinschlägiger Tremor der Skelettmuskeln, besonders an den Händen. Daneben wird oft Herzklopfen angegeben. Der Tremor läßt in den meisten Fällen nach 4 Wochen nach.

■ Anticholinergika

Ausgangssubstanz der Anticholinergika ist das Atropin, welches aus Blättern und Wurzeln des Stechapfels gewonnen wird. Es wurde im 19. Jahrhundert als „Asthmazigarette" eingesetzt und war das erste bronchodilatatorisch wirkende Medikament zur Behandlung des Asthmas. Es galt als risikoreiches Medikament. Seit Mitte der 1970er Jahre werden nur noch die beiden Atropinverbindungen Ipratropiumbromid und Oxitropiumbromid zur Inhalation verordnet. Beide Substanzen konkurrieren mit dem körpereigenen Acetylcholin an sogen. muskarinergen Rezeptoren und bewirken eine anhaltende Bronchodilatation.

Als Dosieraerosol werden vom Ipratropiumbromid (Atrovent®) 20 µg pro Hub appliziert und vom Oxitropiumbromid (Ventilat®) 100 µg pro Sprühstoß. Das Wirkungsmaximum wird nach 30 bis 90 Minuten erreicht.

Beide Anticholinergika werden nur bei leichten Formen des Asthmas (Stufe 1 bis 2) verordnet. Sie sollten wissen, daß das Ansprechen von Mensch zu Mensch sehr verschieden sein kann. Nebenwirkungen sind sehr selten, z. B. bleibt die Pupillenweite des Auges unverändert.

■ Theophyllin

Theophyllinpräparate hatten zwischenzeitlich an Bedeutung verloren. Sie erleben heute einen neuen Aufschwung, da sie offensichtlich entzündungshemmend und immunmodulierend wirken. Plasmakonzentrationsbestimmungen geben Auskunft über den therapeutischen Wirksamkeitsbereich. Die Konzentrationen sollen zwischen 5 und 200 Milligramm pro Liter Plasma liegen. Während z. B. Rauchen die Wirkdauer auf 1 1/2 bis 3 Stunden verkürzt, können bestimmte Antibiotika oder Leberzirrhose und Herzinsuffizienz die Verweildauer verlängern. Der Arzt wird Sie auf solche Gegebenheiten hinweisen und die Dosierung exakt anpassen. Es gibt nämlich keine schematisierte Dosierung, sondern ist immer auf den Einzelfall abzustimmen.

Theophyllin wird als retardierte Darreichungsform bei schwerem Asthma bronchiale (Stufe 3–4) neben dem obligaten Glukokortikoid verordnet.

Theophyllin kann schwere Nebenwirkungen verursachen. Als Schwelle für das Auftreten von Nebenwirkungen wird eine Plasmakonzentration von 20 mg/Liter Plasma angesehen. Ab 30 mg/Liter werden schwere Nebenwirkungen beobachtet: Zittern, Übelkeit, Unruhe, Kopfschmerzen, Krämpfe, Herzjagen, schnelle Atmung u. a.

Häufige Therapiefehler

Als häufige Therapiefehler der Asthmatherapie gelten
- Unterschätzung des Krankheitsbildes
- Unterdosierung der Medikamente
- Fehlen einer medikamentösen Prophylaxe
- Unzureichende Mitarbeit des Patienten
- Keine vollständige Ausschöpfung der verfügbaren Medikamente

Obwohl ausgezeichnet wirkende Asthmamittel verfügbar sind, nimmt die Bundesrepublik Deutschland in der Asthmamortalitätsstatistik eine Spitzenposition ein.

Medikamente zur Behandlung des Asthma bronchiale und der chronischen Bronchitis

Glukokortikoide	Beta-2-Agonisten	Andere Antiasthmatika
Decortin®H (Prednisolon) Tabletten mit 1 mg/5 mg/ 20 mg/50 mg Wirksubstanz	**Foradil® P** (Formoterol) Kapsel mit 9,8 µg Wirksubstanz	**Euphylong®** (Theophyllin) Retard-Kapseln mit 125 mg/250 mg/375 mg/ 500 mg Wirksubstanz
Aerobec® (Beclometason) Sprühstoß mit 0,05 mg/ 0,1 mg/0,25 mg Wirksubstanz	**Oxis® Turbohaler** (Formoterol) Einzeldosis mit 6 µg/ 12 µg Wirksubstanz	**Singulair®** junior (Montelukast) Kautablette/Filmtablette mit 5 mg/10 mg Wirksubstanz
Beclomet Easyhaler® (Beclometason) Einzeldosis 0,2 mg Wirksubstanz	**Serevent®** (Salmeterol) Sprühstoß mit 0,025 mg Wirksubstanz	**Intal®** (Cromoglicinsäure) Sprühstoß mit 1 mg Wirksubstanz
Bronchocort® (Beclometason) Sprühstoß mit 0,05 mg/ 0,25 mg Wirksubstanz	**Bricanyl®** (Terbutalin) Sprühstoß mit 0,25 mg Wirksubstanz	**Tilade®** (Nedocromil) Sprühstoß mit 2 mg Wirksubstanz
Sanasthmax® (Beclometason) Sprühstoß mit 0,25 mg Wirksubstanz	**Berotec®** (Fenoterol) Aerosolstoß mit 100 µg/ 200 µg Wirksubstanz	**Atrovent®** (Ipratropiumbromid) Aerosolstoß mit 20 µg Wirksubstanz
Pulmicort® (Budesonid) Sprühstoß mit 0,2 mg Wirksubstanz	**Sultanol®** (Salbutanol) Sprühstoß mit 0,1 mg Wirksubstanz	**Ventilat®** (Oxitropiumbromid) Sprühstoß mit 0,1 mg Wirksubstanz
Inhacort® (Flunisolid) Aerosolstoß mit 0,25 mg Wirksubstanz	**Spiropent®-mite** (Clenbuterol) Tabletten mit 0,02 mg/ 0,01 mg Wirksubstanz	
Atemur® junior (Fluticason) Sprühstoß mit 0,025 mg Wirksubstanz		
Flutide® forte (Fluticason) Pulver, Einzeldosis mit 0,5 mg Wirksubstanz		
Auxiloson® (Dexametason) Einzeldosis mit 0,125 mg Wirksubstanz		

Man schätzt, daß etwa ein Drittel der Patienten die verordneten Medikamente überhaupt nicht einnimmt. Ein weiteres Drittel nimmt die Medikamente nur unregelmäßig oder nicht in optimaler Dosierung ein.

Ihre Lebenserwartung und Ihre Lebensqualität hängt aber im wesentlichen davon ab, daß Sie Anweisungen Ihres behandelnden Arztes strikt befolgen.

Infektionen der Atemwege

Atemwegsinfektionen zählen mit den Infektionen der Nasennebenhöhlen, der Gaumenmandeln und des Innenohrraumes zu den häufigsten Erkrankungen des Menschen. Die Mehrzahl der Infekte der oberen Atemwege, auch als Erkältungen bezeichnet, werden durch Viren hervorgerufen. Erkältungen sind ein unvermeidliches Übel. Vor allem Rhinoviren und Enteroviren zählen zu den häufigsten Erkältungserregern. Im Gegensatz zur Virusgrippe (Influenza) wird die Erkältung als grippaler Infekt bezeichnet. Man schätzt, daß Erwachsene zwei bis drei Erkältungen, Kinder sogar sechs bis zehn Infektionen im Jahr durchmachen. Etwa ein Drittel der Deutschen erkranken in der kalten Jahreszeit an einem grippalen Infekt.

Viren werden meistens durch Tröpfcheninfektion auf die Schleimhäute übertragen. Bakterielle Infekte entstehen, wenn sich Bakterien in der durch Viren geschädigten Schleimhaut einnisten und infiziertes Sekret in die Bronchien, die Nasennebenhöhlen, den Innenraum des Ohres eindringt oder wenn Bakterien direkt das Gewebe der Rachenmandeln befallen.

■ Diagnose

Als Patient können Sie durch eindeutige Angaben Ihrem Arzt gegenüber zur Diagnostik beitragen. Bei einer Erkältung, die meistens ohne schwerwiegende Komplikationen verläuft, stellen Sie bei sich u.a. eine behinderte Nasenatmung, einen trockenen, nichtproduktiven Husten und eine Reizung des Halses mit Beschwerden beim Schlucken fest. Vorausgehend oder begleitend können leichtes Fieber sowie Kopf-, Muskel- und Gliederschmerzen auftreten. Sofern Sie sich in den Herbstmonaten September/Oktober impfen ließen, können Sie fast sicher sein, daß es sich um einen sogenannten banalen grippalen Infekt und nicht um eine (häufig schwer verlaufende) Influenza handelt.

Zur Diagnostik genügt es im allgemeinen, daß der Arzt Sie befragt und körperlich untersucht. Bei Verdacht auf Lungenentzündung ist eine Röntgenthoraxaufnahme in zwei Ebenen angezeigt und ein Differentialblutbild in Erwägung zu ziehen. Waren die Bronchien und die Lunge bereits erkrankt, sollte eine Sputumuntersuchung durchgeführt werden. Weitere Untersuchungen sind bei Klinikeinweisung eine Lungenfunktionsprüfung, die Blutgasanalyse und evtl. Bronchoskopie und Computertomographie.

■ Prävention

Die Mortalität, d.h. die Zahl der Todesfälle infolge Grippeinfektion ist bei Kindern und bei älteren Menschen hoch. Besonders gefährdet sind Patienten mit Diabetes mellitus, chronischen Herz-, Lungen- und Nierenerkrankungen, ältere Menschen ab 60 Jahren, Menschen in Altersheimen, Flugzeugen und in Räumen mit hohem Publikumsverkehr.

Den sichersten Schutz vor Influenza gibt die „Grippeimpfung" mit inaktivierten Viren.

Da sich die Antigenität der Influenzaviren rasch verändert, muß der Impfstoff jeweils den von der Weltgesundheitsbehörde (WHO) herausgegebenen Empfehlungen angepaßt werden. Für den Winter 2000/2001 hat die WHO z.B. einen Impfstoff bekanntgegeben, der den Influenza-Viren A/Moskau 10/99, A-Neu-Kaledonien 20/99 und B/Peking 184/93 ähnelt. Stimmen die Virusstämme im Impfstoff gut mit den zirkulierenden Virusstämmen überein, ist es möglich, durch die Impfung bis zu 80% der Geimpften vor der Grippe zu schützen.

Scheuen Sie auf keinen Fall den Weg zu Ihrem Hausarzt und lassen Sie sich in den Monaten September bis November impfen. Je früher, um so besser, da mit einem vollen Impfschutz erst nach Wochen zu rechnen ist.

■ Therapie der Erkältungskrankheit (grippaler Infekt)

Viele Arzneimittel und viele Hausmittel können die mit einem grippalen Infekt einhergehenden Symptome lindern, aber nicht das Virus direkt packen. Derzeit werden in den USA Substanzen entwickelt und klinisch erprobt, die den natürlichen Vermehrungszyklus der Viren blockieren und die Erkältungsdauer um etwa 3 bis 4 Tage verkürzen. Bei den rezeptfreien Grippemitteln handelt es sich um Monosubstanzen oder Wirkstoffkombinationen, die zwar die Erkrankungsdauer nicht verkürzen, aber durch ihre symptomorientierte Wirksamkeit Ihr Befinden bessern. Zu diesen Symptom-Therapeutika zählen schleimhautabschwellende Mittel, fiebersenkende und schmerzstillende Mittel (Analgetika) oder bei trockenem, quälendem Husten Antitussiva (Hustenmittel). Greifen Sie zu Vitamin C in der Akutphase, sofern Sie es vertragen und der saure Geschmack nicht stört, in einer Dosierung von 1 bis 2 g pro Tag.

Einige Nebenwirkungen, die Sie auch im Beipackzettel finden, sollten Sie unbedingt beachten: die mit Blutungen der Magenschleimhaut einhergehende Unverträglichkeit von Acetylsalicylsäure (ASS) und anderen nichtsteroidalen Antirheumatika. Paracetamolhaltige Grippemittel können zu Leberschäden führen. Auch die Zusammensetzungen vieler alter „Schreibtisch"-Kombinationspräparate entbehren jeglicher rationaler Grundlage. Auch wenn die Präparatebezeichnung den Wunsch danach weckt, nehmen Sie Abstand von dem Kauf solcher zusammengesetzter Substanzen.

Meiden Sie Kombinationspräparate! Monopräparate, d. h. Medikamente mit nur einem Wirkstoff, sind in ihrer Wirkung sicherer abzuschätzen. Etwaige Nebenwirkugnen hängen nicht nur von der Dosis ab, sondern von der individuellen Empfindlichkeit und anderen Faktoren.

Die behauptete Wirksamkeit von adstringierenden Nasensalben oder -tropfen, Lutschtabletten und Gurgelwasser, Lokalanästhetika wie Lidocain oder Benzocain, Lokalantibiotika wie Bacitracin und Tyrothricin oder auch ätherischen Ölen wie Menthol oder Eucalyptus ist nicht durch seriöse Studien belegt; einige haben sogar ein allergenes Nebenwirkungspotential.

■ Therapie der Grippe (Influenza)

Die Grippe ist eine akute Infektion der oberen Atemwege, bei der eine zusätzlich auftretende Leukozytose (Anstieg der weißen Blutkörperchen), eitriger Auswurf, Atemnot und hohes Fieber (über 39 °C) auf einen bakteriellen Infekt hinweisen, der eine Therapie mit Antibiotika notwendig macht. Je nach Schwere der Erkrankung ist eine orale oder parenterale (über eine Injektion) Therapie durchzuführen. Der Arzt wird sich dabei von folgenden Überlegungen leiten lassen:

Da der Erreger zunächst unbekannt ist, wird mit einer „kalkulierten" Therapie begonnen, d. h. mit einer Antibiotikatherapie, die mit hoher Wahrscheinlichkeit das Bakterium erfaßt (Haemophilus influenzae, Streptokokken). Bewährt hat sich die Kombination von Aminopenicillin mit einem Beta-Lactamase-Hemmer, z.B. Amoxicillin+Clavulansäure, Sulbactam oder ein orales Cephalosporin. Bei unkompliziertem Verlauf kann auch Doxycyclin aufgrund der guten Verträglichkeit und geringer

Therapiekosten verordnet werden. Allerdings ist mit relativ hohen Resistenzen zu rechnen. Bei jüngeren Patienten kann der Arzt auch ein sog. Makrolid-Antibiotikum (z. B. Erythromycin, Roxithromycin, Clarithromycin oder Azithromycin) verordnen, das neben Chlamydien, Legionellen und Mykoplasmen auch gut gegen Haemophilus influenzae und Streptokokken wirksam ist. Dagegen sollten Fluorochinolone (z. B. Ciprofloxacin, Ofloxacin) nur bei Kontraindikationen gegen Cephalosporine und Aminopenicilline eingesetzt werden. Die einst beliebte Kombination von Trimethoprim und Sulfamethoxazol (Bactrim®) ist nicht mehr zeitgemäß, da sie bei Atemwegsinfektionen unzureichend wirkt.

Halten Sie unbedingt die Behandlungsdauer ein. Nehmen Sie Ihr Antibiotikum regelmäßig zu den empfohlenen Tageszeiten, und zwar so lange, bis eine deutliche Besserung eingetreten ist und Sie über 3 Tage fieberfrei sind. Erfahrungsgemäß ergibt sich eine Behandlungsdauer von einer Woche bis maximal 10 Tage. Bei Infektionen durch Mykoplasmen, Chlamydien und Legionellen kann die Behandlungsdauer je nach Schwere der Erkrankung 3 Wochen betragen.

■ Akute Infektionen im Hals-, Nasen- und Ohrenbereich

Bei akuter Sinusitis (Nasennebenhöhlen-), Tonsillitis (Gaumenmandel-) und Otitis (Ohrenentzündung) sind häufig Viren Vorreiter einer bakteriellen Infektion.

■ Akute Sinusitis

Wie bereits einleitend gesagt, wird eine Nasennebenhöhlenentzündung durch eine virale Schädigung der Schleimhautzellen ausgelöst. Jeder banale Schnupfen kann den Ausfluß von Sekret aus den Nasennebenhöhlen empfindlich stören, so daß sowohl der Luftaustausch als auch der Flüssigkeitsaustausch beeinträchtigt sein kann. Wir sprechen dann von einer Begleitsinusitis, die häufig ohne Symptome wie Kopf- und Gesichtsschmerzen abläuft. Betroffen ist am häufigsten die Kieferhöhle, seltener die Stirnhöhle. Wichtigste Erreger sind Haemophilus influenzae und Streptococcus pneumoniae neben Moraxella catarrhalis, Streptokokken und Staphylokokken.

■ **Diagnose.** Symptome einer akuten Sinusitis sind ein mit eitrigem Schnupfen einhergehender Husten, eine verstopfte Nase, Schmerzen im Kopf- und Gesichtsbereich sowie Fieber und allgemeines Krankheitsgefühl. Anamnese und klinischer Befund sind Wegweiser für eine eventuelle antibakterielle Therapie. Allerdings wird der Arzt eine akute Sinusitis, die im Verlauf einer Erkältung auftritt, nicht gleich mit Antibiotika behandeln.

■ **Therapie.** Zunächst stehen bewährte Hausmittel im Vordergrund der Behandlung, z. B. Rotlicht, Kopflichtkasten, Dampfbäder oder auch Nasenspülungen mit verdünnter Kochsalzlösung, die das Wohlbefinden steigern können. Bei Fieber sollte Bettruhe eingehalten werden. Auch ist für eine ausreichende Flüssigkeitszufuhr zu sorgen.

Bei eitrigem Nasensekret sind schleimhautabschwellende Nasentropfen oder Nasensprays indiziert, zusätzlich fiebersenkende Mittel wie z. B. Paracetamol. Bei den zu erwartenden Erregern gilt das Aminopenicillin Amoxicillin als das Antibiotikum der Wahl. Die Dauer der Therapie sollte 8 bis 10 Tage betragen. Wie bei der akuten Bronchitis im Verlaufe einer Grippe kommen auch bei der akuten Sinusitis Cephalosporine oder Makrolide zum Einsatz.

■ Akute Tonsillitis (Gaumenmandeln)

Die akute Entzündung der Gaumenmandeln bzw. des sogenannten Rachenringes wird auch als „Angina" bezeichnet. Sie betrifft das dort gelegene Lymphgewebe und die Schleimhaut. Zwar wird die akute Tonsillitis meist durch Viren verursacht, doch können Anamnese und klinischer Befund Hinweise auf die gefährliche Infektion durch Streptokokken ergeben.

■ **Diagnose.** Im Vordergrund der Erkrankung stehen Halsschmerzen und Schluckbeschwerden, ferner mit Fieber (>38 °C) verbundenes allgemeines Krankheitsgefühl. Bei Inspektion der Mundhöhle erkennt der Arzt stark gerötete Tonsillen und stippchenförmige gelbliche Beläge. Die Lymphknoten im Kieferwinkel sind bei Druck sehr schmerzhaft. Die kalte Jahreszeit und der plötzliche Beginn sind weitere wichtige Hinweise. Der Nachweis einer Streptokokkeninfektion wird durch Abstrich und Kultur der Erreger gesichert. Die Virusinfektion der Mandeln unterscheidet sich von der Streptokokkeninfektion dadurch, daß bei letzterer Schnupfen, Heiserkeit, Husten und Entzündung der Bindehaut des Auges (Konjunktivitis) fehlen.

■ **Therapie.** Vorrangig müssen Folgekrankheiten wie akute Glomerulonephritis (Form der Nierenentzündung), rheumatisches Fieber und Chorea minor (Veitstanz) verhindert werden.

Bestehen Fieber und Krankheitsgefühl, werden ausreichende Flüssigkeitszufuhr und Bettruhe verordnet. Fiebersenkende Mittel wie Paracetamol oder ASS tragen zum besseren Befinden bei. Schmerzen im Hals können durch Gurgeln mit physiologischer (0,9%) Kochsalzlösung gelindert werden.

Eine lokale Antibiotikatherapie ist bei der Mandelentzündung zu vermeiden. Indiziert ist eine 10tägige Therapie mit Penicillin oral, bei Erwachsenen 3–4,5 MIO IE pro Tag und bei Kindern 100000 IE pro Tag. Bei Penicillinallergie wird der Arzt ein Makrolid (z. B. Erythromycin oder Roxithromycin, Clarithromycin oder Azithromycin) verordnen.

Beachten Sie bitte noch folgende Hinweise:

Scharlach ist eine Sonderform der Mandelentzündung. Er wird durch Streptokokken verursacht, die ein Exotoxin (ein von lebenden Bakterien abgesondertes Gift) bilden. Die Behandlung ist die gleiche wie bei der Tonsillitis.

Auch in der Schwangerschaft sind Hals-, Nasen- und Ohrenerkrankungen nicht selten, doch dürfen Tetracycline, Trimethoprim / Sulfonamid-Kombinationen, Fluorchinolone und Clarithromycin nicht eingesetzt werden. Cephalosporine und Penicillin hingegen dürfen verordnet werden. Erythromycin ist in den ersten 3 Monaten der Schwangerschaft nur zulässig, wenn es keine Alternative gibt.

■ Akute Otitis media (Mittelohrentzündung)

Die akute Mittelohrentzündung tritt besonders im Kindesalter gehäuft auf, seltener erkranken Erwachsene.

Auch hier ist der Auslöser oft ein viraler Infekt der oberen Atemwege. Unter den Bakterien stehen an erster Stelle Haemophilus influenzae und Streptococcus pneumoniae. Virale Erreger sind Rhino-, Influenza- und Adenoviren. Auch finden sich viral-bakterielle Mischinfektionen.

■ **Diagnose.** Die Diagnose stützt sich auf Anamnese und klinischen Befund. Ohrenschmerzen, Hörstörungen und Fieber, bei Kleinkindern auch Erbrechen und Durchfall, sind die wichtigsten Symptome. Dazu kommt der ohrmikroskopische Befund.

■ **Therapie.** Gehen Sie zunächst davon aus, daß eine Mittelohrentzündung auch spontan ausheilen kann, so daß eine Verordnung von Antibiotika nur bei schwerem Krankheitsverlauf und bei Kindern unter 4 Jahren mit bakterieller Otitis wegen möglicher Komplikationen notwendig ist (z. B. Gefahr der Mastoiditis, Meningitis und des Hirnabszesses).

Deutet sich eine Lähmung des Fazialisnervs an, so wird der HNO-Arzt eine Parazentese (ein winziger Einschnitt ins Trommelfell) vornehmen. Die symptomatische Therapie besteht in der Gabe von abschwellenden Nasentropfen sowie fiebersenkenden und schmerzlindernden Medikamenten wie Paracetamol und ASS. Ohrentropfen sind kontraindiziert. Gegen die Infektion sind wiederum Aminopenicilline, Cephalosporine und Makrolide Mittel der Wahl, bei unbekanntem Erreger Amoxicillin. Tetracycline und die Kombination Co-Trimoxazol (Trimethoprim+Sulfamethoxazol) sollten nicht verordnet werden, auch keine Fluorochinolone. Die Dauer der Therapie beträgt 7 Tage.

Antibiotika zur Behandlung von Infektionen der oberen Atemwege

■ **Augmentan®** (Amoxicillin+Clavulansäure)
Filmtablette mit 500 mg Amoxicillin und 125 mg Clavulansäure

■ **Combactam®** (Sulbactam)
Injektionslösung mit 0,5 g/1 g Wirksubstanz

■ **Vibramycin®** (Doxycyclin)
Kapsel mit 100 mg Wirkstubstanz

■ **ERYCINUM®** (Erythromycin)
Filmtabletten mit 250 mg/500 mg Wirksubstanz

■ **Rulid®** (Roxithromycin)
Filmtablette mit 300 mg Wirksubstanz

■ **Klacid®** (Clarithromycin)
Filmtablette mit 250 mg Wirksubstanz

■ **Zithromax®** (Azithromycin)
Filmtablette mit 250 mg Wirksubstanz

■ **Ciprobay®** (Ciprofloxacin)
Filmtabletten mit 250 mg/500 mg/ 750 mg Wirksubstanz

■ **Tarivid®** (Ofloxacin)
Filmtabletten mit 200 mg/400 mg Wirksubstanz

■ **Amoxypen®** (Amoxicillin)
Tabletten mit 500 mg/750 mg/1000 mg Wirksubstanz

■ **Megacillin®** (Phenoxymethylpenicillin)
Filmtabletten mit 600 000 IE/1 Mega/ 1,5 Mega Wirksubstanz

Magen- und Zwölffingerdarmgeschwüre

Neue Erkenntnisse zur Ulkusentstehung und zur Behandlung der Ulkuskrankheit haben in den letzten Jahren wie bei kaum einer anderen Erkrankung zu einem revolutionären Wandel geführt. Ging man früher von der Vorstellung aus: „ohne zu viel Magensäure und ohne ein gestörtes Gleichgewicht zwischen schützenden (protektiven) und schädigenden (aggressiven) Faktoren kein Ulkus", wird heute nach der Entdeckung des Bakteriums Helicobacter pylori (1982) die bakterielle Infektion für die Entstehung des Ulkus als wesentliche Ursache angesehen. Durch diese Erkenntnis hat sich auch die Ulkustherapie grundlegend gewandelt. Das „Ausreißen mit der Wurzel", als Eradikation des Bakteriums bezeichnet, fördert in bis zu 90% der Fälle die Ausheilung von Magen- und Zwölffingerdarmgeschwüren. Gleichzeitig wurde die Rezidivrate bei Patienten mit einer Ulkuserkrankung in einem Ausmaß gesenkt, daß die Fünf-Jahres-Rezidivrate nach Abschluß einer Eradikationstherapie nur noch 5 bis 10 Prozent beträgt. Sie entspricht damit der Häufigkeit nach chirurgischen Eingriffen. Da es sich beim Helicobacter-Befall um eine Infektionskrankheit handelt, ist davon auszugehen, daß in nicht allzuferner Zukunft ein Impfstoff zur Therapie und Prophylaxe der Ulkuskrankheit zur Verfügung stehen wird.

Risikofaktoren

Auch wenn die Entstehungsweise der Ulkuserkrankung geklärt ist, können weitere zusätzliche Faktoren für den Verlauf der Krankheit mitentscheidend sein.

Rauchen verstärkt besonders die nächtliche Säuresekretion im Magen und verzögert außerdem die Abheilung bestehender Ulzera. Verzichten Sie deshalb auf das Rauchen. Psychische Belastungen sind für die Entstehung des Ulkus nicht ganz auszuschließen. Es gibt keine sicheren Hinweise, daß z. B. Kaffee- oder Teegenuß eine ulkusbegünstigende

Wirkung haben, dagegen können konzentrierte alkoholische Getränke die schützende Schleimschicht angreifen. Ferner sollten Sie wissen, daß unter der Einnahme von nichtsteroidalen Entzündungshemmern (Antiphlogistika z. B. Acetylsalicylsäure) bei 10 bis 60 Prozent der Fälle Druckgefühl in der Magengegend, Übelkeit und andere Beschwerden auftreten können, allerdings nur bei 15 bis 20 Prozent der behandelten Patienten Schleimhautschädigung durch Spiegelung (Endoskopie) nachzuweisen sind.

Beschwerden

Starke Oberbauchschmerzen, häufig kurz nach dem Essen, können auf ein Magengeschwür, Nüchternschmerzen mit Linderung bei Nahrungsaufnahme auf ein Zwölffingerdarmgeschwür hinweisen. Manchmal jedoch sind die Beschwerden uncharakteristisch und untypisch. Schmerzausstrahlung in den Rücken und Unterbauch ist möglich. Appetitlosigkeit, Druck und Völlegefühl mit Brechreiz sind weitere Symptome, häufiges Erbrechen tritt bei einer Verengung (Stenose) des Magenausganges auf.

Eine starke Zunahme des Schmerzes kann Zeichen einer tiefergehenden Penetration oder sogar eines Durchbruchs (Perforation) sein. Plötzlich auftretender Schwindel und Kreislaufreaktionen können eine akut auftretende Blutung andeuten, die sicher eingetreten ist, wenn es zu Blut- oder Kaffeesatzerbrechen und Teerstuhl kommt.

Die modernen Behandlungsmethoden bringen fast allen Patienten innerhalb weniger Tage komplette Beschwerdefreiheit. Dies bedeutet jedoch noch nicht, daß ein Geschwür schon völlig abgeheilt ist.

Diagnose

Mit einer Spiegelung (Gastroskopie, Endoskopie) des oberen Magen-Darmtraktes können Magen- und Zwölffingerdarmgeschwüre sicher lokalisiert und beurteilt werden. Wird bei der Magenspiegelung eine Blutung aus einem Zwölffingerdarm- oder Magengeschwür festgestellt, kann fast immer endoskopisch durch Unterspritzung, Verschorfung u. a. eine Blutstillung erreicht werden. Bei typischen Zwölffingerdarmgeschwüren ist die Entnahme einer Gewebsprobe nicht erforderlich, dagegen zwingend beim Magengeschwür, da unter dem Aspekt der Gutartigkeit oder Bösartigkeit nur dann eine sichere Unterscheidung möglich ist. Hierfür werden mehrere Proben aus dem Ulkusrand und dem Ulkusgrund entnommen. Außerdem werden etliche weitere Proben von verschiedenen Stellen entnommen, um mit einem speziellen Schnelltest Helicobacter pylori nachzuweisen. Vier Wochen nach Therapie des Magengeschwürs muß durch eine Endoskopie die komplette Abheilung kontrolliert werden. Falls das Geschwür weiter fortbesteht, sind erneute Biopsien notwendig. Bei einem Zwölffingerdarmgeschwür ist vier Wochen nach Beginn der Behandlung der ^{13}C-Atemtest zur Bestätigung des Therapieerfolges ausreichend. Dieser Test besteht in einer Probemahlzeit, die ein nicht radioaktives stabiles Kohlenstoff-Isotop, ^{13}C, enthält. Anschließend wird das mit der Atemluft ausgeschiedene Kohlendioxid, CO_2, gemessen.

Allgemeine Maßnahmen

Was können Sie selbst tun, um den Krankheitsverlauf positiv zu beeinflussen?

Meiden Sie alle schädigenden Agenzien. Vor allem Rauchen und hochprozentiger Alkohol sind nicht erlaubt. Besprechen Sie mit Ihrem Arzt, ob und welche Schmerz- und Rheumamittel Sie einnehmen dürfen. Essen Sie mehrere kleine Mahlzeiten am Tag. Sie dürfen alles essen, was Ihnen schmeckt und bekommt. Eine spezielle Diät ist nicht notwendig. Häufig wird Tee besser vertragen als Kaffee, Röststoffe steigern die Säureproduktion. Streben Sie eine möglichst regelmäßige und ausgeglichene Lebensweise ohne psychische Belastungen an.

Das geeignete Arzneimittel wählen und anwenden

■ Eradikation von Helicobacter pylori

Die Eradikation von Helicobacter pylori wird mit einer Kombinationstherapie erreicht. Hierzu wird über 7 Tage morgens und abends ein Protonenpumpenhemmer, z.B. Omeprazol (Antra®) je 20 mg, zusammen mit den Antibiotika Amoxicillin (Amoxypen®) jeweils 1 g und Clarithromycin (Klacid®) jeweils 250 mg verordnet. Amoxicillin kann durch das Chemotherapeutikum Metronidazol (Clont 400®) je 400 mg ausgetauscht werden. (Anmerkung: Die Protonenpumpe ist ein System in Schleimhautzellen des Magens, das dem Austausch von Wasserstoff [H-Ionen] und Kalium [K-Ionen] dient. Zuviel H = zuviel Säure. Protonenpumpenhemmer blockieren die Magensäure.)

Da bis zu 35% Resistenzen gegen Metronidazol auftreten können, sollten Sie dem Arzt mitteilen, ob Sie dieses Medikament schon einmal erhalten haben. Sonst können Sie möglicherweise nicht mit einer erfolgreichen Eradikation von Helicobacter pylori rechnen.

■ Schleimhautschützende Medikamente

Falls Sie gleichzeitig an einer rheumatischen Erkrankung leiden, ist eine Präventivbehandlung mit Omeprazol zu erwägen. Sie ist wegen der erheblichen Mehrkosten nur bei Patienten mit hohem Komplikationsrisiko angezeigt, u.a. bei Ulkus und bei Magen-Darm-Blutungen in der Vorgeschichte oder bei älteren Personen.

Aus der Sicht des behandelnden Arztes ist der deutliche Umsatzrückgang der nur symptomatisch wirkenden Antazida (säurebindende Mittel) und ihrer Kombinationen zu begrüßen. Fragen Sie Ihren Arzt, ob Sie solche Medikamente kurz- oder langfristig benötigen.

Da Protonenpumpenhemmer hochwirksame Arzneimittel sind, lassen sich Nebenwirkungen nicht ausschließen. Neben Kopfschmerzen und Durchfall können u.a. Sehstörungen und reversible Geschmacksveränderungen, selten auch Hörstörungen bis hin zu Hörverlust auftreten.

Neben den Protonenpumpenhemmern wird dem Prostaglandinderivat Misoprostol (Cytotec®) eine protektive Wirkung unter der Einnahme nichtsteroidaler Antiphlogistika zugeschrieben.

Das schleimhautschützende Sucralfat (Ulcogant®) und sog. H_2-Antagonisten, z.B. Ranitidin (Gastril®) oder Famotidin (Pepdul®) werden zur Prophylaxe des Streßulkus bei Intensivpatienten und bei Patienten mit Verbrennungen angewandt.

Das Zurückfließen von Mageninhalt in die Speiseröhre (gastroösophagaler Reflux) führt zu einer Entzündung der Speiseröhre (Ösophagitis). Begünstigende Faktoren sind der Säuregrad der Flüssigkeit, die Unfähigkeit, diese aus der Speiseröhre zu entfernen, und lokale Störungen der Schutzfaktoren der Schleimhaut. Die Refluxkrankheit ist eine relativ häufige Erkrankung mit chronischem Verlauf und betrifft oft ältere Patienten im 6. bis 7. Lebensdezennium. Frauen sind häufiger betroffen als Männer. Zirka 10 bis 20 Prozent der erwachsenen Menschen leiden mindestens einmal pro Woche unter Schluckbeschwerden. Bei 4–10% treten die Beschwerden täglich auf.

Beim Gesunden ermöglicht die intakte Funktion des unteren Ösophagussphinkters (Speiseröhrenschließmuskel) die Selbstreinigung der Speiseröhre (schnelle Weiterbeförderung von Säure in den Magen), und eine intakte Funktion des Magens verhindert einen Rückfluß (Reflux) von saurem Mageninhalt in die Speiseröhre. Diese Funktionen können aus mehreren Gründen gestört sein.

Bei der primären Refluxkrankheit liegt die Störung in der Funktion des Magen-Schließmuskels (Sphinkter). Entweder treten vom Schlucken unabhängig häufige Sphinktererschlaffungen auf (die häufigste Störung), oder der Sphinkterdruck ist ständig erniedrigt bzw. er fehlt ganz.

Bei der sekundären Form sind Veränderungen des Magens (Magenausgangsenge, Magenoperationen), Medikamente (Calciumantagonisten, Nitrate, Theophyllin, Diazepam etc.) oder neuromuskuläre Erkrankungen (z.B. Nervenstörungen des Magens infolge Diabetes) die Ursache eines Refluxes. Schließlich sind die hormonelle Umstellung und der erhöhte intraabdominelle Druck während der Schwangerschaft ein Grund für einen verstärkten Reflux.

Der Grad der Beschwerden korreliert nicht mit dem Ausmaß der Schleimhautveränderungen, d.h. starkes Sodbrennen und Brustschmerz können auftreten, ohne daß sichtbare Entzündungen vorhanden sind, während schwere entzündliche Defekte ohne ernsthafte Symptome bleiben können.

Beschwerden

Das hervorstechendste Symptom ist Sodbrennen, ferner Heiserkeit und besonders nächtlicher Husten durch verstärkten Reflux im Liegen mit Reizung der oberen Atemwege. Der Schmerz ist ähnlich wie bei Magen- und Zwölffingerdarmgeschwüren, allerdings höher gelegen, nämlich unter und hinter dem Brustbein.

Diagnose

Bei anhaltenden Beschwerden ist eine Spiegelung von Speiseröhre und Magen erforderlich (Ösophagogastroskopie). Durch die direkte Betrachtung läßt sich die Schwere der Erkrankung beurteilen: entzündliche Rötungen, einzelne oder verschmelzende Schleimhautläsionen, Geschwüre oder narbige Engen. Bei längerfristigem Einwirken der Magensäure kann die Ösophagusschleimhaut (Plattenepithel) in Magenschleimhaut (Zylinderepithel) umgewandelt werden (= Metaplasie). Dann besteht ein deutlich erhöhtes Krebsrisiko. Man spricht dann von einem „Barrett-Ösophagus" (benannt nach einem Londoner Chirurgen). Die Entnahme einer Gewebeprobe bei der Endoskopie sichert die Diagnose.

Bei gründlicher Untersuchung können zusätzliche Auffälligkeiten, wie eine fast immer vorhandene Hiatushernie (Zwerchfellbruch mit Durchtreten von Teilen des Magens in die Brusthöhle), die einen verminderten Verschlußdruck des unteren Ösophagussphinkters und eine verminderte Reinigungsfunktion der Speiseröhre zur Folge hat, diagnostiziert werden.

Magenentleerungsstörungen durch Verengung des Magenausgangs (Geschwüre, Narben, Tumoren) oder durch mangelhafte Nervenversorgung, z.B. bei Diabetes mellitus, lassen sich problemlos feststellen. Auch ein Speiseröhrenkrebs kann sicher ausgeschlossen werden. Bestehen bei intakter Schleimhaut die Refluxbeschwerden weiter, so ist eine kontinuierliche 24-Stunden-Langzeit-pH-Messung über eine Sonde in der Speiseröhre möglich. Mit dieser Methode werden jeder einzelne Reflux, seine Dauer und Stärke (pH-Wert) elektronisch aufgezeichnet und ausgewertet. Eine Druckmessung in der Speiseröhre ist bei Verdacht auf einen Reflux nicht unbedingt erforderlich, sie bleibt eher wissenschaftlichen Fragestellungen vorbehalten bzw. ist hilfreich vor operativen Eingriffen.

Allgemeine Maßnahmen

Was können Sie selbst bei entsprechenden Beschwerden tun? Oft sind Sodbrennen und saures Aufstoßen unmittelbar durch einen Ernährungsfehler bedingt, und die Symptome klingen ohne weiteres wieder ab. Ist dies nicht der Fall, sollten Sie Alkohol, Nikotin, Fruchtsäfte und reichhaltige Mahlzeiten meiden. Häufigere kleine leichte Mahlzeiten sind bekömmlicher, wobei generell gilt, daß fettreiche Speisen den Sphinkterdruck herabsetzen, kohlenhydrathaltige Speisen den Druck nicht beeinflussen und eiweißhaltige Speisen ihn bis zu 50% steigern können. Ihre Abendmahlzeit sollten Sie mindestens 3 Stunden vor dem Schlafengehen einnehmen.

Überprüfen Sie mit Ihrem Arzt, ob womöglich eines der Medikamente, die Sie einnehmen, den Verschlußdruck vermindert. Auch Übergewicht und enge Kleidung können über einen erhöhten intraabdominellen Druck den Reflux verstärken. Schlafen mit erhöhtem Oberkörper (Anheben des Bettkopfendes) hilft den nächtlichen Reflux verhindern.

Medikamentöse Therapie

Durch eine medikamentöse Therapie kann keine dauerhafte Beschwerdefreiheit erreicht werden. Zwar ist der betroffene Patient nach Diagnosestellung und Therapie zunächst beschwerdefrei, aber in 80 Prozent der Fälle kommt es zu einem Rezidiv, so daß oft eine jahrelange kontinuierliche Behandlung erforderlich ist. Unbehandelt kann sich die Krankheit weiterentwickeln, chronische Entzündungen, einzelne oder verschmelzende Schleimhautdefekte und Geschwüre können fortbestehen und zu narbigen Engen und zur Umwandlung der Speiseröhrenschleimhaut führen, dem erwähnten Barrett-Ösophagus, der als Präkanzerose (Vorstufe zum Krebs) gilt. Diese Schleimhautveränderungen machen regelmäßige endoskopische Kontrollen notwendig, um frühzeitig eine bösartige Entartung zu entdecken.

■ Therapie im Akutstadium

Im Akutstadium der Refluxkrankheit werden Protonenpumpenhemmer erfolgreich eingesetzt. Je nach Schwere der Erkrankung wird über 4 bis 8 Wochen die doppelte oder einfache Dosis (z.B. Omeprazol (Antra

MUPS®) 2×20 mg, Lansoprazol (Agopton®) 2×30 mg, Pantoprazol (Pantozol-Rifun®) 1- bis 2mal 40 mg) pro Tag gegeben. Dadurch wird die Säuresekretion im Magen dosisabhängig gehemmt. Sechs bis 8 Wochen nach Beginn der Therapie sind 80% der Patienten geheilt. Andere Medikamente (H$_2$-Rezeptorblocker, Antazida, Prokinetika, d.h. die Peristaltik anregende Mittel) sind zur Akuttherapie wenig geeignet, da die Säurehemmung bzw. die prokinetische Wirkung nicht ausreicht, um einen Reflux sicher zu verhindern.

■ Langzeittherapie

In der Langzeittherapie sind zusätzliche Kriterien, wie Nebenwirkungen, Wechselwirkungen mit anderen Medikamenten und Behandlungskosten zu berücksichtigen.

Protonenpumpenhemmer in einer niedrigen Dosierung (Standarddosis oder evtl. halbe Standarddosis) schützen die Patienten weitgehend vor einem Rezidiv, möglicherweise genügt sogar eine Therapie in eintägigen Intervallen zur Remissionserhaltung. Hierzu gibt es aber noch keine ausreichenden Langzeitstudien. Die Dauer der Therapie ist mit dem behandelnden Arzt zu besprechen. Auslaßversuche nach endoskopischen Kontrollen sind möglich.

Nebenwirkungen sind uncharakteristische Oberbauchbeschwerden und Diarrhöen. Bedenken, daß bei langfristiger Therapie bei gleichzeitiger Helicobacter-pylori-Gastritis eine Schleimhautatrophie und damit ein erhöhtes Magenkarzinomrisiko auftreten könne, scheinen nicht berechtigt zu sein. Trotzdem ist zu empfehlen, vor der Langzeittherapie eine Eradikation des Bakteriums durchzuführen, auch wenn die Wirksamkeit der Langzeitbehandlung dadurch gemindert wird und höhere Dosen eines Protonenpumpenhemmers erforderlich sind.

Beim Barrett-Ösophagus ist nach histologischer Sicherung (keine Epithelumwandlung) eine konsequente Säuresuppression erforderlich, um das Fortschreiten der Veränderung zu hemmen, mindestens die Standarddosis über 8–12 Wochen.

Von großer Bedeutung ist auch die regelmäßige endoskopische Kontrolle mit Probenentnahmen, um die Entwicklung von Metaplasien aufzudecken. Zur Minimierung des Krebsrisikos existieren mehrere erfolgversprechende Therapieansätze, z.B. die Argon-Plasmakoagulation, die fotodynamische Therapie oder die endoskopische Mukosektomie. Alle Verfahren haben zum Ziel, die in ein Zylinderepithel umgewandelte Speiseröhrenschleimhaut zu beseitigen. Nur bei Patienten mit schwerer Refluxösophagitis, die nicht erfolgreich medikamentös behandelt werden können, kommt eine minimalinvasive Antirefluxoperation in Frage. Andere Behandlungsmöglichkeiten wie der Einsatz von H_2-Blockern (z. B. Ranitidin) oder Prokinetika sind weniger wirksam als die Therapie mit Protonenpumpenhemmern.

H_2-Rezeptoren-Blocker führten nur in einem geringen Prozentsatz zu einer langfristigen Beschwerdefreiheit oder zur Abheilung der Schleimhautveränderungen. Auch wegen gravierender Nebenwirkungen, wie zentralnervöse Störungen mit Halluzinationen und Verwirrtheitszuständen sowie Blutbildveränderungen bzw. Wechselwirkungen mit anderen gleichzeitig verabreichten Medikamenten (Antikonvulsiva, Marcumar, Benzodiazepine u.a.), sind H_2-Blocker Mittel der zweiten Wahl.

Ebenso führte die Behandlung mit Prokinetika, die ja eine verstärkte Motilität von Speiseröhre und Magen bedingen und so die Selbstreinigung der Speiseröhre und die Entleerung des Magens unterstützen, nur bei einem Teil der Patienten zur Linderung der Beschwerden und nicht zum langandauernden Therapieerfolg. Als Nebenwirkung tritt eine erhöhte Stuhlfrequenz auf.

Eine Kombination beider Medikamente ist zwar wirksamer als die Einzelgabe, aber nicht so wirksam wie die Therapie mit Protonenpumpenhemmern. Auch der Einnahmekomfort und die Kosten der Therapie (2 Medikamente 2- bis 3mal pro Tag) bieten gegenüber Protonenpumpenhemmern keine Vorteile.

Verstopfung und Durchfall

Verstopfung

Verstopfung (Obstipation) ist in den hochzivilisierten Ländern ein Massenphänomen und sicherlich die häufigste Funktionsstörung überhaupt, auch wenn keine exakten Zahlen vorliegen (bei ca. 20% der Bevölkerung). Einerseits ist die Verstopfung eine Folge unserer Lebensführung mit hochkalorischer und ballaststoffarmer Kost, sitzender Tätigkeit (Bewegungsmangel), Unterdrückung des Defäkationsreflexes (aus Zeitmangel oder Ekel vor fremden Toiletten) und evtl. zu geringer Flüssigkeitsaufnahme, andererseits wird der Begriff in der Gesellschaft zu eng gefaßt, d. h. einmal täglich müssen zu müssen wird als erforderlich angesehen, obgleich einmal alle 3 Tage oder 3mal pro Tag durchaus noch normal sind.

Viele Menschen erzwingen mit Laxanzien den täglichen Stuhlgang (Vorstellung der Entschlackung, Unterstützung der Gewichtsabnahme). Dies führt zu Flüssigkeits- und Elektrolytverlusten, besonders von Kalium, damit zur weiteren Darmträgheit und höherer Einnahme von Abführmitteln, was wiederum die Problematik verstärkt. Es entsteht ein Teufelskreis.

Es wird zwischen akuter und chronischer Obstipation unterschieden. Akute Obstipation liegt vor, wenn bei sonst unauffälligem Ablauf der Stuhlgang mehrere Tage hintereinander ausbleibt. Die Ursache ist meist leicht herauszufinden, oft sind längere Bettruhe, Medikamente, Reisen und psychische Belastung dafür verantwortlich.

Eine chronische Verstopfung kann angenommen werden, wenn länger als 6 Monate weniger als 3 Stuhlentleerungen pro Woche erfolgen.

Die akute Obstipation und vor allem veränderte Stuhlgewohnheiten müssen immer ursächlich abgeklärt werden, in erster Linie durch Befragung des Patienten, klinische Untersuchung, Endoskopie, Röntgenuntersuchung, Labortests und evtl. Funktionstests.

Die chronische Obstipation darf nicht automatisch auf Ernährungsfehler, falsche Lebensweise und/oder Medikamente zurückgeführt werden, sondern muß diagnostisch geklärt werden. Erst wenn mit Sicherheit keine organische Ursache vorliegt, kann von einer funktionellen, chronischen Obstipation ausgegangen werden, die ein entsprechendes Therapiekonzept erfordert.

■ Diagnose

Aus der Klärung der akuten Obstipation ergibt sich meist eine ursächliche Therapiemöglichkeit.

Kommen Patienten erstmals mit einer chronischen Obstipation in ärztliche Behandlung, ist eine ausführliche Befragung über ihre Lebensgewohnheiten, Stuhlgewohnheiten, Ernährung, Medikamente, körperliche Betätigung und Flüssigkeitsaufnahme obligatorisch. Für Obstipierte, die schon länger Abführmittel einnehmen, muß zusätzlich die genaue Medikamentenanamnese erfragt werden.

Ziel der Behandlung sollte sein, eine normale Stuhlfrequenz und -Konsistenz ohne Laxanzien zu erreichen und nach schon erfolgter Laxanzientherapie die physiologischen Regelmechanismen wiederherzustellen.

Die Passage des Stuhls durch den Dickdarm hängt wesentlich vom Stuhlvolumen (Ballaststoffe) ab, d.h. je größer das Stuhlvolumen, desto kürzer die Passagezeit.

■ Therapie

■ **Allgemeine Maßnahmen.** Folgende Allgemeinmaßnahmen haben sich praktisch bewährt und sollten konsequent befolgt werden:
- Feste Stuhlgangszeiten, am besten morgens
- Absetzen von Abführmitteln
- Trinken von 1 bis 2 Gläsern kaltem Wasser nach dem Erwachen; überhaupt reichlich trinken
- Regelmäßige Essenszeiten

Das Frühstück ist besonders wichtig. Es sollte wie die übrige Kost ballaststoff- und faserreich sein. Nützlich sind z.B. Weizenkleie/Leinsamen (mit 1 Eßl. beginnen, bis auf 3 Eßl. steigern, am besten nachtsüber wässern). Auch eingeweichte Backpflaumen haben einen guten laxierenden Effekt.

Weiterhin sind Müsli, Vollkornbrot, Rohkost (Obst, Gemüse), Joghurt, Quark und vor allen Dingen reichlich Flüssigkeit (1,5 bis 2 l, auch Obstsäfte) empfehlenswert.

Nehmen Sie sich genügend Zeit für Ihr Frühstück.

Vermeiden Sie „stopfende Nahrungsmittel" wie Schokolade, Weißmehlprodukte (Teigwaren, Weißbrot, Kuchen, Kekse) und zuviel Zucker.

Ein regelmäßiges körperliches Training mit Stärkung der Bauchmuskulatur (Anheben der Beine im Sitzen, Anheben des Oberkörpers im Liegen), morgendliche Bauchmassage und tägliches Wandern, Laufen (mindestens 30 Min.) sowie Gymnastik und Schwimmen unterstützen die vorgenannten Maßnahmen.

Anleitung zur Bauchmassage: Rückenlage. Bauchdecke entspannen. Mit den Fingern beider Hände sanfte, tiefe kreisförmige Bewegungen über den Verlauf des Dickdarms ausführen, d.h. beginnend über der rechten Leiste bis zum rechten Darmbeinkamm, quer über den Nabel zum linken Darmbeinkamm, dann abwärts zur linken Leiste.

■ Laxanzien

Nur wenn die konsequente Einhaltung der beschriebenen Maßnahmen nicht ausreicht oder andere Situationen (Bettlägerigkeit, Medikamente, Fieber, Erkrankungen im Anorektalbereich) es erfordern, ist der zeitlich begrenzte Einsatz von Laxanzien gerechtfertigt. Aus der Vielzahl der Medikamente sollen einige wichtige Gruppen aufgeführt werden.

▨ Quell- und Ballaststoffe

- ▨ *Weizenkleie:* 100 g Weizenkleie binden ca. 400 ml Wasser und führen zu einem höheren Stuhlvolumen. Steigende Dosierungen werden bis zum Erfolg verabreicht, z.B. 3×15 g zu Beginn zusammen mit Müsli, Joghurt, Saft usw. Anfänglich treten häufig Blähungen auf, deshalb soll die Dosis langsam gesteigert werden. Eine gute Wirkung ist zu erwarten (z.B. Fibrofalk).
- ▨ *Leinsamen* (geschrotet): Ca. 2 bis 3 Eßl. pro Tag mit viel Flüssigkeit haben eine zufriedenstellende Wirkung.
- ▨ *Plantago-ovata-Samen/-Samenschalen:* (z.B. Metamucil, Mucofalk, Agiolax) sind ein reizloser Quellstoff mit guter Wirksamkeit. Es werden bis zu 3 Teel. pro Tag empfohlen; jeweils die Einzeldosis in Wasser lösen und reichlich Wasser nachtrinken.

▨ Lactulose.
Lactulose ist ein für den Darm unschädliches Disaccharid (Zucker), das nicht resorbiert wird. Es wird im Darm durch Bakterien zerlegt. Lactulose bindet Wasser und regt die Peristaltik an (z.B. Bifiteral, Lactofalk, Laevilac). Es werden ca. 3×15 ml empfohlen.

■ **Anthrachinonpräparate (pflanzlich und chemisch).** Sehr wirksame Laxanzien, die nicht für die längere Anwendung geeignet sind. Sie lösen an der Schleimhaut einen Reizzustand aus, der zu verstärkter Peristaltik und Sekretion mit Aufweichen des Stuhls führt (z.B. Bisacodyl, Aloe-Extrakt, Sennesblätter, Senna-Extrakt).

Längerer Gebrauch verursacht einen chronischen Reizzustand des Darmes, es können Kaliumverluste mit Verschlimmerung der Verstopfung und Verstärkung von Medikamentenwirkungen (z.B. Digitalis) mit gefährlichen Folgen auftreten. Eine Pseudomelanose des Dickdarmes (Dunkelfärbung der Schleimhaut) wird gesehen.

■ **Diphenole.** Substanzen wie Bisacodyl (Dulcolax®) und Natriumpicosulfat (Laxoberal®) sind schwersten Obstipationen und Vorbereitungen zu diagnostischen Eingriffen oder Operationen vorbehalten, also nur für den kurzfristigen Einsatz geeignet. Ihre starke Wirksamkeit ist mit der Gefahr von Flüssigkeits- und Elektrolytverlusten, Blutdruckabfall, Allergien und Leberschädigungen verbunden.

Rektal können bei fehlendem Defäkationsreiz und gefülltem Mastdarm Klysmen (z.B. Practoklys) oder Klistiere und Suppositorien (z.B. Dulcolax®) angewendet werden.

Durchfall – ein Symptom

Durchfall (Diarrhöe) ist keine Krankheit, sie ist ein Symptom, das eine Vielzahl von Ursachen haben kann. Von Diarrhöe spricht man bei mehr als 3 dünnflüssigen oder breiigen Stühlen pro Tag mit mehr als 200 g Stuhlgewicht und mindestens 90% Wassergehalt.

Es wird zwischen akuter und chronischer Diarrhöe unterschieden. Die akute Form ist besonders in den Entwicklungsländern ein gesundheitspolitisches Problem. Durch mangelnde Hygiene (in erster Linie verseuchtes Wasser) sterben weltweit jährlich ca. 5 Mio. Kinder unter 5 Jahren an akuten Durchfallerkrankungen. Doch auch in den Industrieländern tritt eine große Zahl von akuten Diarrhöen auf. Sie nehmen bei meldepflichtigen Erkrankungen den ersten Rang ein und verursachen hohe Kosten.

Von chronischer Diarrhöe spricht man, wenn die genannten Symptome über 3 Wochen anhalten.

Durchfälle können mehrere Ursachen haben:
■ Entzündliche Darmkrankheiten führen zu einer Permeabilitätsstörung (erhöhte Durchlässigkeit) im Darm und behindern dadurch die Wasserrückresorption.

■ Eine Darminfektion kann über verstärkte Darmtätigkeit die Passage des Darminhalts verkürzen und damit eine reduzierte Flüssigkeitsresorption verursachen.

■ Bakterientoxine können die Reaktionsweise der Darmzellen im Sinne einer verstärkten Wasser- und Elektrolytsekretion verändern.

■ Nichtresorbierbare Substanzen steigern den osmotischen Druck und halten die Flüssigkeit im Darm zurück.

■ Schließlich können Entzündungsprodukte wie Blut, Schleim und Eiter zu Durchfällen führen (bei schweren entzündlichen Darmerkrankungen).

■ Diagnose

Die meisten akuten Durchfallerkrankungen sind durch übertragbare Erreger verursacht. Oft gibt die Anamnese schon Hinweise auf die Erkrankung (vorangegangene Reise, Erkrankung in der Umgebung, Bewohner von Alten- und Kinderheimen, Massenverpflegung). Beachten Sie, daß bei gesunden Menschen die akute Durchfallerkrankung in unseren Breiten fast immer komplikationslos und zeitlich begrenzt abläuft, so daß eine weiterführende Diagnostik meist nicht erforderlich ist.

Bei gehäuftem Auftreten und bei Erkrankten aus Berufen der Lebensmittelbranche, ebenso bei schweren Verläufen (hohes Fieber, starke Flüssigkeitsverluste) und bei abwehrgeschwächten Menschen muß versucht werden, den Erreger des Übels nachzuweisen.

Bei Verdacht auf Salmonellosen (und Typhus) wird eine Blutkultur angelegt. Serologische Untersuchungen können bei Infektionen durch Rotaviren, Yersinien, Amöben und Salmonellen diagnostisch weiterhelfen.

Trotz der großen Zahl von Krankheitserregern laufen die meisten akuten Infektionen ähnlich ab: Nach kurzer Inkubationszeit treten in veränderlicher Stärke und Ausprägung heftige Diarrhöen (evtl. blutig), Erbrechen, Bauchschmerzen und Fieber verbunden mit starkem Krankheitsgefühl auf.

Die häufigsten Erreger sind Toxine von Bakterien wie Staphylococcus aureus, Clostridium perfringens, Shigellen, Salmonellen, Yersinien, Campylobacter, enterotoxische E. coli und Enteroviren.

Die Übertragung erfolgt in den meisten Fällen über die Nahrung (Salate, Geflügel, Eier, Fleisch, Speiseeis) und über das Trinkwasser.

Eine besondere Rolle spielt in den Zeiten des Massen- und Ferntourismus die sog. Reisediarrhöe, die ca. 40% der Reisenden in entsprechenden Gebiete heimsucht. Trotz unterschiedlichster Krankheitserreger tritt sie fast regelmäßig in der ersten Woche auf, dauert ca. 3 bis 5 Tage und geht mit wässrigen Diarrhöen, Übelkeit, Erbrechen, Leibschmerzen und zum Teil mit Fieber einher. Nur ca. 10 Prozent der Touristen sind gewillt, sich den alten Grundsatz „boil it, cook it, peel it or forget it" zu eigen zu machen. Das Auftreten der Reisediarrhöe ist von den klimatischen Bedingungen und den Hygienevorgaben abhängig, die Beherzigung des genannten Slogans sollte aber bei den entsprechenden Reisezielen eherner Grundsatz bleiben, um unnötige Infektionen zu vermeiden. Im Klartext heißt das, nur gekochtes Wasser, nur gekochte Speisen, nur geschältes Obst und Gemüse zu sich zu nehmen, dagegen keinen Salat, und nach Möglichkeit dubiose Nahrungsangebote auch in Restaurants zu meiden.

Ca. 70% der Erreger sind enterotoxische E. coli und andere E.-coli-Spezies, alle anderen Erreger wie Salmonellen, Shigellen, Campylobacter, Entamoeba histolytica, Rotaviren etc. kommen weniger häufig vor.

■ Therapie

Obwohl die Krankheiten einen ausgesprochen selbstlimitierenden Verlauf haben, sind sie für viele Urlauber ein großes Ärgernis.

Als erste und wichtigste Maßnahme zur Behandlung der akuten Diarrhöe schlägt die WHO zur Rehydratation eine Elektrolyt-Glukose-Lösung mit folgender Zusammensetzung vor: auf 1 Liter Wasser Natrium 80 mmol, Kalium 20 mmol, Cl 65 mmol, HCO_3 35 mmol, Glukose 140 mmol. Das entspricht ½ Teel. Kochsalz, ¼ Teel. Kaliumchlorid, ¼ Teel. Natriumbikarbonat und 2 Eßl. Traubenzucker auf 1 l Wasser.

Industriell gefertigte Präparate sind Elotrans® und Oralpädon® (besonders für Kinder). Falls keine entsprechenden Lösungen vorhanden sind, kann zur Not auf 1 l Fruchtsaft oder Wasser mit 1 Teel. Kochsalz und 2 Eßl. Rohrzucker ausgewichen werden. Nur jeder 5. Patient benötigt aufgrund der Schwere der Erkrankung einen zusätzlichen intravenösen Flüssigkeits- und Elektrolytausgleich. Bei den meisten Patienten (enterotoxische E. coli-, Campylobacter-, Yersinien-, Rotavirus-Infektion) führen diese Maßnahmen verbunden mit Fasten und nach Sistieren der Diarrhöe mit langsamem Kostaufbau zur Genesung. Motilitätshemmende Mittel wie Loperamid (Imodium®, Lopedium®) und Tinctura opii sollten allenfalls kurzfristig (max. 48 Std.) bei leichteren Durchfallerkrankungen eingesetzt werden, da sonst die Gefahr besteht, daß die Keime nicht eliminiert werden und evtl. Komplikationen (schwere Darmwandschädigung durch Bakterientoxine) eintreten.

Ob der Einsatz von Antibiotika indiziert ist, entscheidet der Arzt nach Sicherung der Diagnose. Eine Antibiotikatherapie wird z.B. bei einer Shigellen-Infektion und bei einer septischen Salmonellose notwendig werden (resistenzangepaßte Antibiotikatherapie).

Gegen Salmonellosen besteht die Möglichkeit, bei entsprechender Exposition eine orale Prophylaxe durchzuführen (Typhoral, 3 Jahre Schutz).

Insgesamt sollten Antibiotika eher sparsam eingesetzt werden, da Nebenwirkungen, Resistenzentwicklungen mit Verschleppung der Krankheit und Dauerausscheidung von Keimen die Folge sein können. Deshalb wird auch vor einer Selbstmedikation gewarnt! Eine Ausnahme bildet die Reisediarrhöe mit schweren Allgemeinsymptomen wie Fieber, hoher Stuhlfrequenz und blutigen Diarrhöen; dann sollte eine Antibiotikatherapie mit Chinolonen oder Co-Trimoxazol durchgeführt werden, meistens sind 3 Tage ausreichend.

Eine niedrig dosierte wirksame Prophylaxe mit Gyrasehemmern kann evtl. bei kurzfristigen Auslandsreisen ärztlicherseits für notwendig erachtet werden. Bei den ersten Symptomen ist eine Einmaldosis von Ciprofloxacin und Loperamid unter Umständen sinnvoll und sehr wirksam. In Zukunft könnte ein oraler Impfstoff gegen enteropathogene Keime ein deutlicher Fortschritt gerade in der Therapie der Reisediarrhöe sein.

Chronischer Durchfall

Eine chronische Diarrhöe (länger als 3 Wochen) kann sehr vielfältige Ursachen haben, die im Rahmen einer sorgfältigen klinischen Untersuchung aufgespürt werden müssen. Es stehen zahlreiche Untersuchungsmethoden (Fastenversuch, Atemteste, Fettgehalt des Stuhls, pathogene Keime im Stuhl, endoskopische Untersuchungen, Röntgenuntersuchungen, Hormonbestimmungen etc.) zur Verfügung, um das Krankheitsbild einzugrenzen.

Einige Krankheitsbilder, die zur chronischen Diarrhöe führen können, sind:

- Chronisch infektiöse Dünndarmerkrankungen (Rotaviren, Yersinien etc.),
- chronische Pankreasentzündungen,
- Lactose-Intoleranz,
- Nahrungsmittelunverträglichkeit,
- chronisch entzündliche Darmerkrankungen (M. Crohn, Colitis ulcerosa),
- Schilddrüsenüberfunktion,

■ Antibiotika-induzierte Enterokolitis,
■ medikamentös bedingte Diarrhöe (auch durch Laxanzien),
■ einheimische Sprue (glutensensitive Enteropathie),
■ postoperative Ursachen (mit bakterieller Überbesiedelung des Dünndarmes),
■ Reizdarmsyndrom (funktionell?) etc.

Sie werden verstehen, daß bei dieser inhomogenen Gruppe von Erkrankungen die zum Teil aufwendige Diagnostik ganz im Vordergrund steht und daß anschließend eine möglichst kausal ausgerichtete Therapie angestrebt wird.

Mittel bei Durchfall	Abführmittel (Laxanzien)
Imodium® (Loperamid) Kapsel mit 2 mg Wirksubstanz	**Bifiteral®** (Lactulose) Beutel mit 10 g Wirksubstanz
Elotrans® (Glukose + Elektrolyte)	**Tirgon®** (Bisacodyl) Dragee mit 5 mg Wirksubstanz
Oralpädon® (Glukose + Elektrolyte)	**Dulcolax®** (Natriumpicosulfat) Tropfen mit 7,5 mg Wirksubstanz/ml
	Laxoberal® (Natriumpicosulfat) Tbl. mit 5 mg Wirksubstanz
	Rheogen® (Extract. Aloe) Dragee mit 75 mg Wirksubstanz
	Liquidepur® (Extract. Sennae) Tbl. mit 18 mg Wirksubstanz
	Practo-Clyss® (Natriumphosphate) Klistier zur rektalen Anwendung
	Agiolax® (Plantago ovata, Sennesfrüchte) Granulat
	Metamucil® (Plantago ovata) Pulver, kalorienarm
	Mucofalk® (Plantago ovata) Granulat

Morbus Crohn und Colitis ulcerosa

Morbus Crohn und Colitis ulcerosa sind chronisch entzündliche Darmerkrankungen, die in Schüben verlaufen, d.h. es wechseln längere beschwerdefreie Phasen mit Phasen erhöhter Krankheits- und Entzündungsaktivität ab. Der Morbus Crohn ist nach seinem Erstbeschreiber benannt.

Unterschiede und Gemeinsamkeiten

Die Ursache beider Krankheiten ist bis heute ungeklärt, genetische Mechanismen spielen eine Rolle. Es handelt sich aber nicht um Erbkrankheiten, andere Faktoren kommen auslösend hinzu, wie eine überschießende körpereigene Immunreaktion, evtl. virale oder bakterielle Infektionen, Nahrungszusätze, Konservierungsstoffe (Umwelteinflüsse im weiteren Sinne).

Eine kontinuierliche Zunahme beider Krankheiten (besonders des Morbus Crohn) ist in den Industrieländern zu beobachten. Morbus Crohn und Colitis ulcerosa treten im jüngeren bis mittleren Erwachsenenalter auf. Frauen und Männer erkranken gleichermaßen. Die Krankheitsverläufe bei Kindern sind öfter mit Komplikationen verbunden. Relativ häufig sind andere Organsysteme durch die Krankheiten mitbetroffen (Leber-Gallengang-System, Gelenke, Haut, Augen, Bauchspeicheldrüse etc.). Die Krankheiten unterscheiden sich in zahlreichen Einzelkomponenten, manchmal ist die genaue Differenzierung trotzdem erst nach längerem Krankheitsverlauf möglich.

Der **Morbus Crohn** kann in allen Abschnitten des Verdauungstraktes vom Mund bis zum After auftreten, typisch ist ein segmentaler Befall, d.h. gesunde Abschnitte wechseln mit entzündeten ab, am häufigsten erkranken der untere Dünndarm und obere Dickdarm (Ileocolitis). Alle Wandschichten des Darmes sind betroffen, die Darmwand ist verdickt, es besteht eine Neigung zu narbigen oder entzündlichen Stenosen (Engen) bis zum Ileus (Passagestop), zu Fisteln, die Verbindungen zwischen einzelnen Darmabschnitten schaffen (Kurzschlüsse, Resorptionsstörungen), ins umliegende Gewebe vordringen oder auch vom Enddarm in die Afterregion. Perforationen (Wanddurchbrüche) sind eher selten.

Colitis ulcerosa ist eine geschwürige Dickdarmentzündung. Sie beginnt meistens im Enddarm, bleibt auch bei vielen auf diese Region beschränkt, kann aber von hier sich weiter nach oben ausbreiten, im ungünstigsten Fall im gesamten Dickdarm. Die Entzündung ist auf die Dickdarmschleimhaut beschränkt, selten ist der unterste Dünndarmabschnitt entzündet. Perforationen sind häufiger als beim Morbus Crohn.

Diagnose

■ Colitis ulcerosa

Da beide Krankheiten den Darm betreffen, sind die Symptome ähnlich und die Krankheiten dadurch eher nicht unterscheidbar. Der Grad der Krankheitszeichen hängt bei der Colitis ulcerosa von der Ausdehnung der Entzündung ab. Leitsymptome sind Darmbluten, häufiger Stuhldrang mit Durchfällen und Bauchschmerzen. Allgemeinsymptome wie Krankheitsgefühl, Gewichtsabnahme, Fieber, rasche Ermüdbarkeit sind bei ausgedehnter Entzündung regelmäßig vorhanden.

Volumenverluste (Abnahme der zirkulierenden Blutmenge) führen zu niedrigem Blutdruck, zu schnellem Herzschlag, Kollapsneigung, Elektrolytverschiebungen (z. B. Kaliummangel), bei Eiweißmangel können Wassereinlagerungen auftreten.

Bei aktiven Krankheitsschüben sind Komplikationen möglich, wie starke Blutungen mit ihren Folgen, Erweiterung des gesamten Dickdarms mit Funktionsverlust (toxisches Megacolon) und Darmwanddurchbrüche (Perforationen) mit schwersten abdominellen Schmerzen. Bei langjähriger aktiver Colitis (über 10 Jahre) besteht ein erhöhtes Darmkrebsrisiko. Außerhalb des Darms können als Folge der Krankheit Gelenksymptome (Arthritis, Arthralgien), Leber- und Pankreasentzündungen (primär sklerosierende Cholangitis, Pankreatitis), Hautveränderungen (Erythema nodosum, Pyoderma gangraenosum), perianale Läsionen und Augenerkrankungen auftreten.

■ Morbus Crohn

Auch beim Morbus Crohn sind die Krankheitserscheinungen vom Ausmaß der Entzündung abhängig. Allgemeinsymptome sind in erster Linie Gewichtsverlust, Fieber und Anämie. Am häufigsten sind Durchfälle und Schmerzen im rechten Unterbauch, Darmblutungen sind wesentlich seltener.

Da der Morbus Crohn auch andere Abschnitte des Magen-Darm-Traktes befallen kann, sind unterschiedliche Schmerzlokalisationen, z. B. in der Magengegend oder in übrigen Bauchregionen möglich. Wie bereits erwähnt, können im Verlauf der Erkrankung Beschwerden auftreten, die durch Stenosen bis zum Ileus (Schmerzen etc.), Fisteln besonders in der Analregion (Schmerzen, Sekretion) und Abszesse (Schmerzen) verursacht sind. Beschwerden durch entzündlich bedingte Stenosen werden durch die Therapie gebessert. Narbige Stenosen müssen unter Umständen operiert werden.

Bei Dünndarmbefall kann die eingeschränkte Darmfunktion zu ausgeprägten Verdauungsstörungen führen (z. B. gestörte Fettverdauung, mangelhafte Vitamin-B_{12}-Resorption etc.). Ein sicherer Zusammenhang zwischen Morbus Crohn und erhöhtem Krebsrisiko besteht im Gegensatz zur Colitis ulcerosa nicht. Auch beim Morbus Crohn sind Krankheiten außerhalb des Darms möglich, am häufigsten Fisteln in der Analregion, Gelenkbeschwerden, Hautveränderungen, Augenprobleme und entzündliche Veränderungen von Leber und Pankreas.

Zur Feststellung der Krankheit wird der behandelnde Arzt ein ausführliches Gespräch mit Ihnen führen (Anamnese) und Sie anschließend gründlich untersuchen (Gesamtzustand, Ernährungszustand, Fieber, Schmerzlokalisationen, Hautveränderungen, Tastbefunde im Bauch, sichtbare Fisteln, rektale Untersuchung).

Entzündungszeichen (Anstieg der *Blutkörperchensenkungsgeschwindigkeit* BKS, Leukozyten, *cAMP-Rezeptorprotein* CRP, Elektrophorese) lassen sich im Blut nachweisen, desgleichen Veränderungen der Elektrolyte (infolge Diarrhöen). Stuhluntersuchungen können infektiöse Magen-Darm-Krankheiten ausschließen, erhöhte Leberwerte können im Rahmen einer Cholangitis (Entzündung der Gallengänge) nachweisbar sein. Eine Ultraschalluntersuchung gibt weitere Hinweise auf die Krankheit: verdickte Darmwände beim Morbus Crohn, aufgeweitete Darmabschnitte (vor Stenosen), freie Flüssigkeit im Bauch (Perforation), evtl. Abszesse oder entzündliche Tumoren. Begleiterscheinungen wie Gallensteine, Nierensteine, erweiterte Nierenbecken können nachgewiesen werden. Die wichtigste Untersuchung ist zweifellos die Endoskopie (Spiegelung), die zur Erstdiagnose, zur Differenzierung von Morbus

Crohn und Colitis ulcerosa, zur Feststellung des Schweregrades der Entzündung, zur Verlaufskontrolle und zur Entdeckung von Komplikationen unerläßlich ist. Beim Morbus Crohn sind eine Ösophago-Gastro-Duodenoskopie (Magenspiegelung) und eine Kolo-Ileoskopie (Dickdarmspiegelung) notwendig. Bei der Colitis ulcerosa ist die Koloskopie ausreichend. Neben der makroskopischen Betrachtung der typischen Darmwandveränderungen ist die gezielte Gewebsentnahme und histologische Auswertung bei beiden Krankheiten in den verschiedenen Krankheitsphasen unentbehrlich.

Röntgenologische Verfahren können zusätzliche Informationen bringen. Beim Morbus Crohn gehört eine komplette Doppelkontrastdarstellung des Dünndarms zur Diagnostik. Eine Kontrastdarstellung des Dickdarms ist bei Colitis ulcerosa und Morbus Crohn manchmal zusätzlich erforderlich (bei Verdacht auf Fisteln, Stenosen, Verlust des Schleimhautreliefs etc.). Welche Untersuchungen zu welchem Zeitpunkt wiederholt werden müssen, hängt vom individuellen Krankheitsverlauf ab und sollte in enger Abstimmung mit Ihrem behandelnden Arzt entschieden werden.

Therapie

Beide Krankheiten weisen unterschiedliche Krankheitsphasen und Stadien auf. Aufgabe des Arztes ist es, die Gesamtsituation richtig einzuschätzen, um eine optimale Therapiestrategie zu entwerfen. In klinischen Studien haben sich Aktivitätsindizes bewährt, z.B. CDAI, d.h. Crohn's Disease Activity Index nach Best oder der Index nach Truelove für die Colitis ulcerosa, die auch in der Praxis und Klinik hilfreich sein können. Sie berücksichtigen Allgemeinsymptome, Fieber, Anämie, Schmerzen, Zahl der Stühle, Laborwerte und endoskopische Befunde sowie den Befall anderer Organsysteme.

Bei der Colitis ulcerosa werden ein gering- bis mäßiggradiger Schub mit distalem (Rektum) oder ausgedehntem Befall, ein schwerer oder fulminanter Schub, ein chronisch aktiver Verlauf und die Remission (Beschwerdefreiheit) unterschieden.

Beim Morbus Crohn erfolgt eine ähnliche Einteilung in gering- bis mäßiggradigen Schub, schweren Schub, chronisch aktiven Verlauf, Auftreten von Fisteln und Remission.

Entsprechend der Situation werden die zur Verfügung stehenden Medikamente eingesetzt; eine kausale Therapie ist bei unbekannter Ätiologie (Krankheitsursache) nicht möglich. Die heutigen Therapiestrategien führen bei den meisten Patienten zu einer deutlichen Aktivitätsminderung der Krankheit und zur Remission.

Die Therapie strebt eine Hemmung der Entzündungsreaktion an. Bewährt haben sich die entzündungshemmenden *5-Aminosalicylate* (z. B. Claversal®, Salofalk®, Dipentum®, Pentasa®). Die Nebenwirkungen dieser Medikamente sind geringer als die der Ausgangssubstanz Sulfasalazin, trotzdem können Blutbildveränderungen, Durchfälle, Hautausschläge und Leberveränderungen auftreten. Das Medikament kann als Kapsel, Zäpfchen oder Klysma angewandt werden.

Corticosteroide werden seit langem mit gutem Erfolg eingesetzt, sie haben einen entzündungshemmenden, aber auch immunsuppressiven Effekt. Ihr Wirkungseintritt ist rasch. Das Nebenwirkungsspektrum ist bekanntermaßen groß (Osteoporose, Fettsucht am Rumpf, Bluthochdruck, grüner Star, Neigung zu Infektionen, Wachstumshemmungen usw.). Bei der Chronizität der Erkrankung ist es deshalb besonders wichtig, diese Medikamente zum richtigen Zeitpunkt und in der richtigen Dosierung einzusetzen.

Eine neuere Entwicklung ist das Corticosteroid Budesonid, das bei einzelnen Indikationen eine gute Wirkung mit geringeren Nebenwirkungen hat (mehr lokale als systemische Wirkung).

■ Azathioprin

Um die überschießende Immunreaktion des Organismus bei der Krankheit zu unterdrücken und gleichzeitg die Nebenwirkungen des Cortisons zu vermeiden, werden Immunsuppressiva eingesetzt. Die meisten Erfahrungen liegen mit Azathioprin vor, das in der Langzeittherapie von Vorteil ist (Wirkungseintritt nach ca. 3 Monaten).

Auch bei Azathioprin können Nebenwirkungen auftreten, nämlich Blutbildveränderungen, Hepatitis- und Pankreatitis-ähnliche Krankheitsbilder, Arthralgien (Gelenkschmerzen) und Lymphome; deshalb ist eine regelmäßige ärztliche Kontrolle unbedingt notwendig. Bei speziellen Problemen werden Immunsuppressiva wie Methotrexat, Ciclosporin und Tacrolimus vorgeschlagen.

■ Metronidazol

Treten beim Morbus Crohn Fisteln um den After auf, wird das Antibiotikum Metronidazol eingesetzt, das oft operative Eingriffe vermeiden hilft. Eine weitere Therapiemöglichkeit beim Morbus Crohn besteht in bilanzierten (ausgewogenen) enteralen Diäten, die besonders bei Dünndarmbefall wirksam sind. Sie werden ca. 2 bis 6 Wochen mit 2000 bis 3000 Kilokalorien pro Tag über eine naso-duodenale Sonde (die über die Nase bis in den Zwölffingerdarm eingeführt wird) gegeben. Langsameres Ansprechen und schlechtere Akzeptanz können Hindernisse sein, ein weiterer Nachteil ist das Wiederaktivwerden der Krankheit nach Umstellung auf normale Kost. Eine eigentliche Crohn- oder Colitis-Diät gibt es nicht. Der Betroffene sollte eine abwechslungsreiche und vitaminreiche Kost bevorzugen und die Speisen vermeiden, die er nicht verträgt. Bei ausgedehntem Dünndarmbefall (Morbus Crohn) sind Resorptionsstörungen möglich, die ausgeglichen werden müssen. Wann bei schweren Krankheitsverläufen eine parenterale Ernährung (Infusionstherapie) oder „Astronautenkost" notwendig ist, wird ebenfalls der behandelnde Arzt entscheiden.

Neue Ansätze in der Therapie des Morbus Crohn gibt es mit dem monoklonalen Antikörper Infliximab (Remicade®), einem TNF (Tumornekrosefaktor)-Antikörper, der entzündungsfördernde (proinflammatorische) Zytokine reguliert. Die Indikation sollte heute noch besonders streng gestellt werden und eine Behandlung nach Möglichkeit nur im Rahmen von Studien erfolgen, wegen der noch geringen Erfahrung und der Nebenwirkungen. Allerdings konnten bei therapeutisch nicht beeinflußbarem Morbus Crohn und ernsthaften Fistelproblemen gute Erfolge erzielt werden. Extraintestinale Manifestationen (s. o.) werden wie die Grundkrankheit behandelt und bessern sich mit ihr. Von der Krankheitsaktivität unabhängige Symptome wie thromboembolische Krankheiten, die primär sklerosierende Cholangitis und das Pyoderma gangraenosum müssen mit entsprechenden Medikamenten behandelt werden.

Aus den nachfolgenden Therapiestandards gehen wesentliche Unterschiede in der Behandlung der beiden Krankheitsbilder hervor.

Therapiestandard bei Colitis ulcerosa		Therapiestandard bei Morbus Crohn	
Gering- bis mäßiggradiger Schub		Gering- bis mäßiggradiger Schub	
Distale Colitis (unterer Darm)		Standard	Kortikosteroide (oral) 40–80 mg tgl. Prednisolonäquivalent
Standard (lokal)	Aminosalicylate 0,5–1,5 g tgl. Suppositorien 1–4 g tgl. die Klysmen	Obligat bei prox. Befall, d. h. Ösophagus bis Jejunum	
		Ileozökaler Befall (Dünn-/Dickdarmübergang	
Alternativ (lokal)	Kortikosteroide als Schaum oder Klysma, z. B. Budesonid 2 mg tgl.		Budesonid (oral) 9 mg täglich
		Alternativ	Aminosalicylate (oral) 4 g tgl.
Ausgedehnte Colitis		**Dünndarmbefall**	
Standard	Aminosalicylate (oral): 3–4 g tgl. sowie Aminosalizylate (lokal)		Enterale bilanzierte Diät
Alternativ	Kortikosteroide (oral) 40–60 mg tgl. Prednisolonäquivalent	**Distale Colitis**	
			Aminosalicylate (lokal) 1–4 g/tgl.
		Alternativ	Kortikosteroide (lokal) z. B. Budesonid 2 mg tgl.
Schwerer oder fulminanter Schub		**Schwerer Schub**	
Distale Colitis		Standard	Kortikosteroide (oral oder i.v.) 40–100 mg tgl. Prednisolonäquivalent
Standard	Kortikosteroide (oral oder parenteral) 40–100 mg tgl. Prednisolonäquivalent Aminosalicylate (lokal)	Falls steroidrefraktär	Infliximab TNF-Antikörper (intravenös) 5 mg/kg KG
		Alternativ	Ciclosporin (Dauerinfusion) 4 mg/kg KG pro 24 Std.

(Fortsetzung)

Ausgedehnte Colitis		Distale Colitis	
Standard	Kortikosteroide (oral oder parenteral) 40–100 mg tgl. Prednisolonäquivalent Aminosalicylate (lokal)		zusätzlich Aminosalicylate (lokal)
		Alternativ	Budesonid (lokal)
Falls steroidrefraktär	Ciclosporin (Dauerinfusion) 4 mg/kg KG pro 24 Std.		

Chronisch aktiver Verlauf		Chronisch aktiver Verlauf	
Standard	Azathioprin (oral) 2–2,5 mg/kg KG pro Tag	Standard	Azathioprin bzw. 6-Mercaptopurin (oral) 2–2,5 bzw. 1 mg/kg KG pro Tag
Remission		Alternativ	Methotrexat (i.m.) 25 mg pro Woche
Standard	Aminosalicylate (oral) 1-2 g/Tag	Falls therapierefraktär	Infliximab TNF-Antikörper
Falls unverträglich	Mutaflor 500 mg t.d.s./Tag	**Fisteln**	
		Standard (v.a. perianale Fisteln) Falls chronisch	Metronidazol (oral) 2–3×400 mg pro Tag Azathioprin (oral) 2–2,5 mg/kg KG pro Tag
		Falls therapierefraktär	Infliximab TNF-Antikörper
		Alternativ	Ciclosporin (parenteral)
		Remission	
		(Nicht generell)	Aminosalicylate (oral) 2–3 g/Tag

Die schwierige und langfristige Behandlung beider Krankheiten mit der Möglichkeit von therapiebedingten Nebenwirkungen und Komplikationen setzt ein enges und vertrauensvolles Arzt-Patienten-Verhältnis voraus, das über Jahre bestehen sollte, um die Therapie immer den aktuellen Erfordernissen anpassen zu können.

Auch bei Beschwerdefreiheit sind regelmäßige ärztliche Kontrollen ratsam. Endoskopische Untersuchungen sind mit dem behandelnden Arzt abzusprechen. Selbsthilfegruppen können durch Information und aktive Mitarbeit des Betroffenen wesentlich zur Krankheitsbewältigung und Stabilisierung beitragen.

Trotz der beschriebenen Behandlungsfortschritte können jederzeit Komplikationen auftreten. Sie erfordern eine enge Zusammenarbeit mit dem Chirurgen. Bei Morbus Crohn werden chronische Fisteln, Stenosen, Ileus und Abszesse eine Operation notwendig machen. Bei der Colitis ulcerosa ist dies der Fall bei Perforation, schweren Blutungen, toxischem Megacolon und bei einer Entwicklung zum Darmkrebs.

Die unterschiedlichen operativen Therapieverfahren sollen nicht weiter beschrieben werden, grundsätzlich soll möglichst darmerhaltend operiert werden.

Medikamente in der Therapie des Morbus Crohn und der Colitis ulcerosa

5-Aminosalicylate	Kortikoide	Immunsuppressiva	Zytostatika
■ **Azulfidine** (Sulfasalazin) Filmtbl. mit 500 mg Wirksubstanz	**Budenofalk®** (Budenosid) Kapsel mit 3 mg Wirksubstanz	**Remicade®** (Infliximab) Pulver mit 100 mg Wirksubstanz	**Puri-Nethol®** (Mercaptopurin) Tbl. mit 50 mg Wirksubstanz
■ **Claversal®** (Mesalazin) Tbl. mit 250 mg/500 mg Wirksubstanz		**Sandimmun®** (Ciclosporin) Kapseln mit 25 mg/100 mg Wirksubstanz	**Lantarel®** (Methotrexat) Tbl. mit 2,5 mg/7,5 mg/10 mg Wirksubstanz, Lösung mit 7,5 mg
■ **Salofalk®** (Mesalazin) Tbl. mit 250 mg/500 mg Wirksubstanz		**Prograf®** (Tacrolimus) Kapseln mit 0,5 mg/1 mg/5 mg Wirksubstanz	
■ **Dipentum®** (Olsalazin) Kapsel mit 250 mg Wirksubstanz, Tbl. mit 500 mg Wirksubstanz		**Imurek®** (Azathioprin) Filmtbl. mit 25 mg/50 mg Wirksubstanz	
■ **Pentase®** (Mesalazin) Retardtbl. mit 250 mg/500 mg und Klysma mit 1 g Wirksubstanz/100 ml			

Die Gallenflüssigkeit wird in der Leber gebildet (täglich ca. 500–1000 ml) und über die intrahepatischen Gallengänge in die großen Gallengänge (Ductus hepatici) und in die Gallenblase geleitet, die als Reservoir dient. Nach Nahrungsaufnahme kontrahiert sich die Gallenblase und gibt Gallenflüssigkeit in den Zwölffingerdarm ab, die beim Fettransport, bei der Fettverdauung, der Fettresorption und der Resorption von fettlöslichen Vitaminen benötigt wird.

Wesentliche Bestandteile der Galle sind Gallensäuren, Cholesterin und Cholesterinester. Bei einer Störung im bestehenden Gleichgewicht (cholesterinübersättigte Galle) kristallisiert das Cholesterin aus und es bilden sich Gallensteine. Achtzig bis neunzig Prozent aller Gallensteine sind Cholesterinsteine, schwarze Pigmentsteine, die durch zu großen Anfall von wasserunlöslichem Bilirubin entstehen. Calciumbilirubinatsteine, die besonders bei chronischen Infektionen in den Gallenwegen entstehen, kommen viel seltener vor (ca. 10–20%).

Das Gallensteinleiden ist eine sehr häufige Erkrankung, in den entwickelten Ländern sind 10–15% der Bevölkerung davon betroffen. Ausschlaggebend dafür ist die Nahrungszusammensetzung, d.h. eine kalorienreiche und cholesterinreiche Kost, die viel tierische Fette enthält, sowie ein hoher Konsum von Süßigkeiten prädestinieren zum Auftreten von Gallensteinen.

Genetische (familiäre) und ethnische Faktoren spielen ebenfalls eine Rolle.

Bei Kindern sind Gallensteine sehr selten (2 bis 5%), bei Frauen treten sie 2- bis 3mal häufiger auf als bei Männern, eine deutliche Zunahme besteht im höheren Lebensalter (30–40%) bei über 60jährigen Personen.

Sogenannte „stumme Gallensteine" werden nach heutigem Kenntnisstand nicht behandelt. Etwa 70 bis 80% aller Gallensteine bleiben zeitlebens asymptomatisch. Nur bei eindeutig auf Gallensteine zurückzuführenden Beschwerden ist eine entsprechende Therapie erforderlich. Eine Porzellangallenblase (Verkalkung) und große Solitärsteine (über 3 cm Durchmesser) sollen allerdings operiert werden, weil sie ein erhöhtes Risiko für einen Gallenblasenkrebs darstellen.

Beschwerden

Als typisches Symptom gilt nur die Gallenkolik, die als anhaltender (15 Minuten bis mehrere Stunden) rechtsseitiger starker Oberbauchschmerz charakterisiert ist und öfter in den Rücken ausstrahlt. Weitere Beschwerden wie Erbrechen, Fettunverträglichkeit, Druckschmerz im rechten Oberbauch, Blähungen, Verstopfungen oder Durchfall sind nicht richtungsweisend und kommen auch bei anderen Erkrankungen vor. Bestehen Koliken länger als 5 Stunden, muß mit der Entwicklung von Komplikationen gerechnet werden – erst recht, wenn Fieber, Ikterus, Abwehrspannung im rechten Oberbauch oder im gesamten Leib auftreten. In erster Linie kommt eine Gallenblasenentzündung (Cholezystitis) z. B. durch Stein- oder entzündlichen Verschluß des Gallenblasenganges (Ductus cysticus) infrage, oder eine Gallenwegsentzündung (Cholangitis) bei totalem oder partiellem Gallengangsverschluß durch einen oder mehrere Steine, die auch an der Einmündung des Gallenganges (Papilla Vateri) in den Zwölffingerdarm eingeklemmt sein können.

Diese Komplikationen müssen zügig und umfassend diagnostiziert werden, um ein schnelles therapeutisches Eingreifen zu gewährleisten und lebensbedrohliche Entwicklungen zu verhindern.

Diagnose

Schon die klinische Untersuchung und Ihre Schilderung der Beschwerden werden den Verdacht in die richtige Richtung lenken. Laboruntersuchungen, die erhöhte Leberwerte (GOT, GPT) sowie erhöhtes Gamma-GT und Bilirubin ergeben, helfen dem Arzt weiter.

Bei Komplikationen treten Fieber, Leukozytose und eine erhöhte Blutsenkungsgeschwindigkeit auf.

Eine der wichtigsten Untersuchungen zur Bestätigung und Differenzierung der Diagnose ist die Sonographie (Ultraschall). Sie belastet den Patienten kaum, ist problemlos wiederholbar und auch bei Gallenstau durchführbar. Mit dem Ultraschall können Größe und Form der Gallenblase (z. B. Stauung, Schrumpfgallenblase), der Inhalt der Gallenblase (Steine, Polypen), die Gallenblasenwand (Entzündung) und die Umgebung (Tumor) beurteilt werden. Normalerweise erkennt man auch die Weite des Hauptgallenganges und evtl. Steine und Tumoren. In vielen Fällen läßt sich sogar die exakte Zahl von Gallenblasensteinen und ihre Größe bestimmen. Charakteristische Wandveränderungen können als Zeichen chronischer oder akuter Gallenblasenentzündung analysiert werden. Durch die Sonographie hat die radiologische Diagnostik an Bedeutung verloren. Mit einer Röntgenleeraufnahme kann aber auf einfache Weise die Verkalkung von Steinen, eine Porzellangallenblase oder ein Durchbruch nachgewiesen werden. Bei diagnostischen Problemen kann eine kombinierte endoskopische und radiologische Diagnostik durchgeführt werden, bei der Veränderungen der Gallengangsmündung, der Gallengänge bis in die Leber, der Gallenblase und der Bauchspeicheldrüsengänge genauestens untersucht und beurteilt werden (ERCP). Mit der Computertomographie (CT) und der Magnetresonanztomographie (MRT) können spezielle Fragestellungen beantwortet werden.

Prophylaxe

Wie schon erwähnt, spielt die Ernährung eine große Rolle bei der Entstehung von Gallensteinen. Folglich läßt sich durch Vermeiden von Übergewicht, eine kalorien- und cholesterinarme Kost, die wenig tierische Fette enthält, und einen geringeren Verzehr von Zucker und Süßspeisen das Auftreten von Gallensteinen verhindern. Wie auch bei vielen anderen Erkrankungen ist Obst, Gemüse und einer ballaststoffreichen Kost der Vorzug zu geben.

Therapie

■ Chirurgisch: Entfernung der Gallenblase

Bei akut auftretenden Gallenkoliken wird der behandelnde Arzt zuerst durch Spasmolytika (z.B. Buscopan® 1 Ampulle i.v.) die Schmerzen lindern. Falls das nicht ausreicht, sind stärker wirksame Analgetika indiziert. Bewährt haben sich Metamizol (Novalgin®) 2–5 mg i.v., Pentazocin (Fortral®) 30 mg i.v. alle 4–6 Stunden oder Pethidin (Dolantin®) 25–100 mg i.v.

Nach entsprechender Diagnostik (Nachweis von Gallensteinen) wird in den meisten Fällen die Gallenblase chirurgisch-endoskopisch entfernt werden. Bei zusätzlicher akuter oder chronischer Cholezystitis (Gallenblasenentzündung), Gallenblasenstauung (Hydrops), Gallenblasenempyem (Vereiterung) und bei Perforation der Gallenblasenwand ist der Eingriff zwingend. Lediglich bei leichten Symptomen, bei einmaligen Koliken, fehlenden Komplikationen und hohem Operationsrisiko ist eine konservative Therapie zu erwägen.

■ Konservativ: Steinauflösung

Für die konservativen Therapiemöglichkeiten sind wichtige Voraussetzungen zu erfüllen: Die Gallenblase muß funktionstüchtig sein, Gallengang und Gallenblasengang müssen durchgängig sein und es dürfen keine der oben genannten Komplikationen vorliegen.

Die extrakorporale Stoßwellenlithotripsie und die Kontaktlitholyse sind keine medikamentösen Verfahren und sollen hier nicht behandelt werden.

Für die medikamentöse Steinauflösung (Chemolitholyse) ist folgendes zu beachten: Die aufzulösenden Cholesterinsteine dürfen nicht verkalkt und nicht zu groß sein und nicht mehr als 50 Prozent des Gallenblasenvolumens einnehmen. Pigmentsteine sind nicht auflösbar.

Der Arzt wird Sie darüber informieren, daß die medikamentöse Steinlyse ein langwieriger Prozeß (bis zu zwei Jahren) sein kann und daß bei jedem zweiten Patienten wieder Steine auftreten, die allerdings auch wieder aufgelöst werden können. Bei einigen Patienten ist zu einem späteren Zeitpunkt eine Operation notwendig. Etwa 20% der Gallensteinpatienten sind für eine Steinauflösung geeignet.

Um das Auskristallisieren der cholesterinübersättigten Galle zu verhindern bzw. rückgängig zu machen, werden die im Verhältnis zu niedrig konzentrierten Gallensäuren als Medikamente zugeführt. Die heute übliche Behandlung besteht aus einer Kombination von Chenodeoxycholsäure (Chenofalk®, 7–8 mg pro kg Körpergewicht) und Ursodeoxycholsäure (Ursofalk®, 7–8 mg pro kg Körpergewicht), die täglich abends eingenommen wird.

Außer Durchfällen sind kaum Nebenwirkungen zu erwarten. Alle 2–3 Monate sind Sonographie- und Laborkontrollen (GOT, GPT, AP) erforderlich. Bestenfalls kann sonographisch eine Verkleinerung der Steine beobachtet werden. Nach kompletter Steinauflösung sollte die Therapie noch drei Monate fortgesetzt werden, um evtl. kristalline Reststrukturen aufzulösen. Die Vorteile der Methode sind ein geringes Nebenwirkungsrisiko, die Möglichkeit der ambulanten Behandlung und die geringe Unbequemlichkeit für den Patienten. Nachteile der chemischen

Litholyse sind, daß sich nur Cholesterinsteine dafür eignen und auch diese nur zu 60 bis 70% auflösbar sind. Die Behandlung dauert lange und bei 40% der behandelten Patienten können erneut Steine auftreten.

Behandlung der Komplikationen

Wenn eine der oben genannten Komplikationen wie Gallenblasenempyem, Perforation mit Peritonitis (Bauchfellentzündung) oder Abszedierung diagnostiziert wird, muß die Gallenblase notfallmäßig operativ entfernt werden. Es handelt sich hier um ein schweres, oft lebensbedrohliches Krankheitsbild.

Werden neben Gallenblasensteinen Zeichen der Gallenblasenentzündung nachgewiesen, wird sofort eine Therapie mit einem Antibiotikum eingeleitet, das sicher gegen die häufigsten bakteriellen Keime wirksam ist (E. coli, Klebsiellen, Enterokokken, Streptokokken, etc.) und in der Gallenblase und den Gallenwegen besonders hohe Konzentrationen erreicht.

Hierfür ist Ceftriaxon 1×1 bis 1×2 g/Tag oder Mezlocillin 3×2 g/Tag besonders geeignet. Eine zusätzliche Möglichkeit ist die Behandlung mit 3×500 mg Metronidazol i.v. und evtl. einem Aminoglykosid-Antibiotikum. Die möglichst endoskopische Cholezystektomie wird innerhalb der ersten 24 bis 72 Stunden durchgeführt (früh-elektiv), da die Antibiotikatherapie keinen andauernden Therapieerfolg gewährleistet. Selbstverständlich sind umfassende Allgemeinmaßnahmen wie Bettruhe, Schmerztherapie, Nahrungskarenz, intravenöser Flüssigkeitsersatz usw. bei diesem Krankheitsbild notwendig.

Bestehen klinische Zeichen einer Cholangitis (Gallenwegsentzündung) mit Fieber, Gelbsucht, erhöhtem Bilirubin, Gamma-GT, AP, GOT, GPT (Gallestau), ist eine baldige Entfernung der Gallensteine notwendig, da der Gallengang meistens teilweise oder komplett durch Steine (evtl. auch durch einen Tumor) blockiert ist, die endoskopisch entfernt werden können. Gleichzeitig muß eine antibiotische Behandlung eingeleitet werden.

Virushepatitis

Die Virushepatitis umfaßt verschiedene Formen der Leberentzündung, die durch unterschiedliche Viren verursacht werden. Infektionsweg, Krankheitsmanifestation und besonders der weitere Verlauf unterscheiden sich deutlich. Weltweit ist die Hepatitis eine der häufigsten Infektionskrankheiten (ca. 3 Mio. Neuinfektionen pro Jahr und 1 Mio. Todesfälle weltweit pro Jahr, in Deutschland ungefähr 100 000 Erkrankungsfälle pro Jahr). Die einzelnen Formen der Hepatitis werden alphabetisch in A bis E eingeteilt.

Hepatitisformen

Hepatis A und E werden durch kontaminiertes Wasser bzw. Lebensmittel übertragen, in erster Linie in wärmeren Ländern und bei mangelnder Hygiene, beim Verzehr von Obst, Gemüse und ungekochten Speisen, durch Meerestiere und verunreinigtes Wasser (Reisehepatitis).

Die Hepatitis B, C und D wird durch Blut und andere Körperflüssigkeiten (Speichel, Sperma) übertragen. Die Infektiosität der Hepatitis B ist besonders hoch, schon kleinste Mengen infizierten Blutes – pro ml Blut genügen z. B. 100 Mio. Erreger – können eine Ansteckung auslösen, z. B. eine Nadelstichverletzung des Arztes bei Injektionen.

Das Ansteckungsrisiko ist bei sexuellem Kontakt höher als bei Aids. Von der Hepatitis B sind in erster Linie i. v.-Drogenabhängige, Homo- und Heterosexuelle mit häufig wechselnden Partnern und medizinisches Personal betroffen.

Die Hepatitis C tritt beim gleichen Personenkreis auf, wobei die Drogenabhängigen am meisten gefährdet sind. Die Hepatitis D ist nur im Zusammenhang mit einer Hepatitis-B-Infektion möglich, da das Hepatitis-D-Virus für seine Vermehrung auf die Anwesenheit von Hepatitis-B-Viren angewiesen ist. Alle 3 Formen der Hepatitis können chronisch verlaufen und nach jahrelangem Bestehen zur Leberzirrhose (Leberschrumpfung) und auch zu Leberkrebs führen.

Prophylaxe/Prävention

Eine Hepatitisinfektion kann durch präventive bzw. prophylaktische Maßnahmen verhindert werden.

Wenn Sie eine Reise in ein Endemiegebiet für Hepatitis A planen, sollten Sie sich rechtzeitig impfen lassen (zweimalige Grundimpfung mit Totimpfstoff aus inaktiviertem Hepatitis-A-Virus im kurzen Abstand 2 Wochen vor der Reise und wiederholte Impfung nach 6 bis 12 Monaten; nur geringe Nebenwirkungsrate; Immunität besteht 5 bis 10 Jahre). Mit und ohne Impfschutz sollten die allgemeinen Vorsichtsmaßnahmen (nur geschältes Obst, nur abgekochtes Wasser, keine Eiswürfel in Getränken, kein Speiseeis, keine Salate etc.) eingehalten werden. Bei Epidemien und wahrscheinlicher Ansteckung kann die Infektion durch Gamma-Globulin-Gabe abgeschwächt werden.

Bezüglich der Hepatitis B sollte bei den Risikopersonen auf jeden Fall eine aktive Immunprophylaxe angestrebt werden. Zu diesem Personenkreis gehören neben den oben genannten auch Dialysepatienten und Reisende in Endemiegebiete. Es sind 3 bis 4 Impfungen erforderlich: Erstimpfung und Wiederholung nach 1 und 6 Monaten oder Wiederholung nach 1, 2 und 12 Monaten. Vier Wochen nach der letzten Impfung muß eine Antikörperkontrolle durchgeführt werden. Je nach Ergebnis sind evtl. weitere Impfungen notwendig. Nichtgeimpfte sollten wissen, daß die hohe Infektiosität äußerste Vorsicht beim Kontakt mit Spritzen, Blut und Körperflüssigkeiten erfordert.

Ist eine Infektion wahrscheinlich (medizinisches Personal, Nadelstichverletzungen, Neugeborene von infizierten Müttern), muß innerhalb von 48 Stunden Hepatitis-B-Hyperimmunglobulin gegeben werden, das die Infektion meistens zwar nicht verhindert, aber mildert und die Inkubationszeit verlängert, so daß eine gleichzeitige aktive Immunisierung wirksam werden kann. Seit ca. 2 Jahren gibt es für die Hepatitis A und B einen Kombinationsimpfstoff, dessen Wirksamkeit gut und dessen Nebenwirkungsrate gering ist. Für die Hepatitis C gibt es keine Möglichkeit der aktiven Immunisierung. Auch ein passiver Impfschutz ist bisher noch nicht verfügbar.

Eine gewisse Prävention würde die Verwendung von sterilem Material bei i. v.-Drogenabhängigen bedeuten (größter Personenkreis). Für die in Deutschland recht seltene Hepatitis D und E ist kein aktiver Impfschutz möglich. Der Hepatitis D wäre durch Prophylaxe der Hepatitis B der Boden entzogen.

Diagnose

Die Inkubationszeit der unterschiedlichen Hepatitisformen kann 14 Tage bis zu mehrere Monate betragen. Eine Hepatitis weist Allgemeinsymptome unterschiedlicher Stärke auf, wie allgemeines Krankheitsgefühl, Abgeschlagenheit, Leistungsminderung, Appetitlosigkeit, Übelkeit, rechtsseitige Oberbauchschmerzen (Kapselspannung der Leber).

Hinzu kommen im weiteren Verlauf Ikterus (Gelbsucht) mit Juckreiz, Entfärbung des Stuhls und Braunfärbung des Urins. Nicht alle Symptome sind bei den verschiedenen Hepatitiden vorhanden.

Die typische Gelbsucht tritt bei der Hepatitis A auf, während bei der Hepatitis B auch Formen ohne Gelbsucht beobachtet werden und die Hepatitis C ganz überwiegend ohne Gelbsucht verläuft (deshalb wird das akute Stadium oft nicht erkannt). Die Diagnose einer Hepatitis wird durch die deutlich erhöhten Transaminasen GOT und GPT (Leberenzyme) und erhöhtes Bilirubin (Gelbfärbung) gestellt. Die Differenzierung der Hepatitis ist durch serologische Untersuchungen möglich.

Die Hepatitis A wird durch den Anti-HAV-IGM-Antikörper bewiesen, das Anti-HAV-IGG zeigt eine überstandene Infektion an.

Bei der Hepatitis B wird der Nachweis durch das HBs-Antigen, HBe-Antigen und Anti-HBc-IGM erbracht. Nur in Ausnahmefällen ist es notwendig, die HBV-DNA als Zeichen der Virusreplikation zu bestimmen.

Eine Hepatitis C liegt vor, wenn Anti-HCV-Antikörper positiv sind und wenn die HCV-RNA die Virusvermehrung im Serum anzeigt. Auch eine Hepatitis D wird durch Antikörper (Anti-HDV) nachgewiesen.

Die Hepatitis A und E gehen nie in eine chronische Phase über. Der milde Verlauf bei Hepatitis A überwiegt; nur sehr selten gibt es schwere lebensbedrohliche Entwicklungen, die eine intensivmedizinische Behandlung oder Lebertransplantation erfordern. Die bei uns sehr seltene Hepatitis E kann über Monate aktiv bleiben, heilt aber dann endgültig aus. Die überstandene Infektion hinterläßt eine lebenslange Immunität.

Die Hepatitis B wird bei ca. 10 Prozent der Patienten chronisch, d.h. die Erreger sind länger als 6 Monate nach der akuten Phase im Blut nachweisbar. Allerdings können noch zum späteren Zeitpunkt Spontanheilungen auftreten. Bei der Mehrzahl der Patienten kann die unbehandelte chronische Infektion nach Jahren zu einer Leberzirrhose oder zu Leberkrebs führen.

Noch gravierender ist die Situation bei der Hepatitis C. Da die akute Infektion oft nur mit grippeähnlichen uncharakteristischen Beschwerden ohne Gelbsucht einhergeht, wird sie häufig gar nicht diagnostiziert. Erst bei länger dauernder Abgeschlagenheit und Leistungsminderung erfolgen ärztliche Untersuchungen, mit denen die dann chronische Hepatitis nachgewiesen wird. Siebzig bis 80 Prozent der Hepatitis C verlaufen chronisch, ihr jahrelanges Bestehen führt zu fortschreitender Schädigung der Leber mit Funktionseinbußen bis hin zur Leberzirrhose und zu einem erhöhten Risiko für ein Leberzellkarzinom.

Therapie der akuten Hepatitis

Bei akuter Hepatitis muß der Arzt sich auf symptomatische Maßnahmen beschränken, d.h. im akuten Stadium ist körperliche Schonung, eventuell Bettruhe notwendig. Sie dürfen essen, was Sie vertragen. Alkohol ist nicht erlaubt.

Während der infektiösen Phase sind Schutzmaßnahmen erforderlich: Händedesinfektion für Kontaktpersonen, Schutzhandschuhe bei medizinischen Maßnahmen, Kennzeichnung infektiösen Materials, separater Sanitärbereich. Regelmäßig müssen die Transaminasen und die Blutgerinnung (Quick-Wert) kontrolliert werden, um eine Verschlechterung der Leberfunktion mit der Gefahr eines Leberversagens rechtzeitig festzustellen und ggf. geeignete intensivmedizinische Maßnahmen einzuleiten bzw. Vorkehrungen zur Lebertransplantation zu treffen.

Glücklicherweise heilt die Hepatitis A bei fast allen Patienten unter den symptomatischen Maßnahmen folgenlos innerhalb mehrerer Monate aus. Neueste Untersuchungen zeigen, daß eine frühzeitige Interferon-Therapie (s.u.) bei akuter Hepatitis C das Auftreten einer chronischen Hepatitis verringern kann, diese Therapie wird aber nur in kontrollierten Studien in entsprechenden Zentren durchgeführt.

Therapie der chronischen Hepatitis

Bleiben auch 6 Monate nach Krankheitsbeginn die Transaminasen erhöht und bestimmte Hepatitis-Antigene nachweisbar, spricht man von einer chronischen Hepatitis B, die auch feingeweblich durch Leberbiopsie bestätigt werden sollte (ca. 10%).

Meistens sind zu diesem Zeitpunkt nur noch uncharakteristische Beschwerden vorhanden. Um aber die bedrohlichen Spätfolgen wie Leberzirrhose und Leberzellkrebs zu verhindern, ist eine Therapie mit Interferon angezeigt.

Interferon ist ein körpereigener Stoff, der antivirale und immunmodulatorische sowie antineoplastische Wirkungen hat, aber auch häufige Nebenwirkungen, die engmaschige ärztliche Kontrollen der Therapie erfordern. Vor allem kommt es zu grippeähnlichen Symptomen (Fieber, Muskel- und Gelenkbeschwerden, Abgeschlagenheit), die durch Paracetamol gebessert werden können. Außerdem treten unter Interferon Blutbildveränderungen, besonders eine Abnahme der weißen Blutkörperchen und der Blutplättchen auf. Die Kontraindikationen der Therapie sind strikt zu beachten. Die Therapie muß zuverlässig über 6 Monate mit 3×wöchentlich 5 bis 6 Mio. Einheiten Interferon subkutan erfolgen. Regelmäßige Laborkontrollen sind notwendig. Drogenabhängigkeit schließt eine Therapie aus.

Leider gelingt es höchstens bei 30 bis 40% der Patienten, eine Remission herbeizuführen. Hoffnung auf verbesserte Therapieerfolge bei der chronischen Hepatitis B gibt es durch neueste Medikamentenentwicklungen. Einige Virustatika, die zum Teil auch bei HIV-Infektionen eingesetzt werden, hemmen zuverlässig die Vermehrung der Hepatitis-B-Viren (Lamivudin und Famciclovir). Die Verträglichkeit ist gut. Ob langfristig in einem höheren Prozentsatz eine Heilung eintritt, wie hoch die Resistenzentwicklung ist und wie lange die Therapie dauern soll, wird noch anhand von Studien geprüft. Weiterentwicklungen dieser Substanzen lassen für die Zukunft neue positive Perspektiven möglich erscheinen. Bei einer chronischen Hepatitis C (70 bis 80%) besteht die Indikation zur Interferon-Therapie. Anfangs werden pro Woche Dosen von 3×5 bis 6 Mio. Einheiten subkutan gegeben. Ist der Virusnachweis nach 3 Monaten negativ geworden, kann die Dosis für weitere 9 Monate auf 3×3 Mio. Einheiten reduziert werden.

Neuerdings läßt sich der Therapieerfolg mit einer Kombination aus Interferon und dem Virustatikum Ribavirin deutlich steigern. Ribavirin war als alleinige Hepatitistherapie nur teilweise erfolgreich. In der Kombination mit Interferon wurden Ansprechraten von fast 40 Prozent erreicht. Die Behandlung sieht eine Interferon-Therapie von 3×3 Mio. Einheiten pro Woche über 12 Monate vor, das Ribavirin wird über 6 Monate gegeben (1000 bis 1200 mg pro Tag je nach Körpergewicht). Die Virusaktivität sollte erst nach 6 Monaten kontrolliert werden, da es auch verspätete „Responder" gibt. Lediglich bei Non-Respondern (nichtansprechende Patienten), bei denen diese Therapie ebenfalls angewendet wurde, ist die Situation noch unklar. Diese Patienten sollten nur in kontrollierten Studien behandelt werden.

Die Nebenwirkungen verstärken sich unter der Kombinationstherapie (Grippesyndrom). Vor allem kommt es häufig unter Ribavirin zur Hämolyse (Zerfall von roten Blutkörperchen), die eine Anämie zur Fol-

ge hat. Blutbildkontrollen sind daher regelmäßig durchzuführen. Risiko-
patienten, z. B. mit Herzkranzgefäßerkrankung, sollten nicht behandelt
werden.

Bei der akuten Hepatitis bleibt es, wenn man von verbesserter Prävention (Aufklärung, Hygiene, Tests bei der Blutspende) und Prophylaxe (aktive und passive Immunisierung) absieht, wie bisher bei unter-
stützender Behandlung und regelmäßigen Kontrollen, um behandelbare
Probleme rechtzeitig zu erkennen.

Bei der chronischen Hepatitis, die bis vor einigen Jahren nicht therapiert werden konnte, hat sich durch die Interferon-Kombinationsthera-
pie und neue Medikamente die Situation deutlich verbessert. Es ist damit zu rechnen, daß durch eine weitere Optimierung der Therapie (z. B.
durch weiterentwickelte Interferone wie PEG-Interferone) die schwerwiegenden Folgen dieser häufigen Infektionskrankheit verhindert werden können.

Leberzirrhose und ihre Komplikationen

Die Leberzirrhose (Leberschrumpfung) ist das Endstadium einer Reihe von chronischen Lebererkrankungen. In Europa sind in erster Linie der Alkoholmißbrauch und die chronische Hepatitis B, C und seltener D als Ursache zu nennen. Andere Ursachen spielen keine so große Rolle. Die chronisch über Jahre bestehende Schädigung der Leber führt zum Untergang von Leberzellen, zur Zunahme von Bindegewebe, Zerstörung der normalen Morphologie und zu narbig-knotiger Umwandlung des Lebergewebes (Regeneratknoten). Da die Leber als zentrales Stoffwechselorgan eine Vielzahl von Funktionen innehat, können bei der Leberzirrhose auch eine Vielzahl von Funktionsstörungen auftreten, u. a. Störungen der Synthese- und Entgiftungsfunktion, der Speicherkapazität, der Infektabwehr, der Resorption und des hormonellen Gleichgewichtes.

Dies hat unterschiedliche klinische Krankheitserscheinungen zur Folge: Abnahme der Blutplättchen durch Vergrößerung der Milz, Blutgerinnungsstörung durch Vitami-K-Mangel, Krankheiten im Magen-Darm-Bereich wie Gastritis, Geschwüre, Gallensteine. Bei Männern kann Feminisierung auftreten. Vitamin-A-Mangel läßt die Haut zusehends verhornen. Durch Vitamin D-Mangel werden die Knochen entkalkt (Osteoporose). Muskelatrophien und Nervenstörungen können durch Vitamin-B$_1$- und -B$_6$-Mangel entstehen, Seh-, Hör- und Geschmacksstörungen durch Zink- und Vitamin-A-Mangel. Allgemeine Krankheitszeichen der Leberzirrhose sind körperliche Schwäche, Müdigkeit, stark eingeschränkte Leistungsfähigkeit und Verdauungsstörungen.

Diagnose

Die Diagnose wird durch die klinische Untersuchung gestellt, z. B. durch eine vergrößerte Leber oder durch eine kleine harte Leber, eine vergrößerte Milz, Bauchwassersucht (Aszites), Leberhautzeichen (Rötung der Handflächen, spinnenartige Verästelungen der Blutgefäße der Haut), Enthaarung des Bauches (Bauchglatze) und ein Anschwellen der

Brustdrüse bei Männern (Gynäkomastie). Typische Blutwerte sind erhöhte Transaminasen (SGPT, SGOT) erhöhtes Bilirubin (Gallenfarbstoff), Eiweißsynthesestörungen mit Abfall der Albuminfraktion, Blutgerinnungsstörungen mit Abnahme des Quick-Wertes und der Thrombozyten, erhöhtes Ammoniak und verminderte Cholinesteraseaktivität. Wegweisend kann eine Hepatitis-Serologie sein. Die weitere Diagnostik erfolgt durch bildgebende Verfahren wie Ultraschall, evtl. Computer-Tomographie (grobknotige Außenkontur der Leber, Nachweis von Aszites, große Milz). Am wichtigsten ist die histologische Untersuchung der Leber. Nur durch sie kann das Ausmaß des zirrhotischen Umbaus und die entzündliche Aktivität der Leberzirrhose bestimmt werden. Außerdem ergeben sich Hinweise auf die Ursache der Zirrhose.

Therapeutische Möglichkeiten bei Zirrhosefolgen

Patienten ohne Störung oder Entgleisung der Leberfunktion unterliegen keiner Beschränkung der körperlichen Aktivität. Der Energiebedarf ist gesteigert, d.h. die Energiezufuhr soll 20–40% höher liegen als beim Gesunden, wobei der Anteil an Kohlenhydraten, Eiweiß und Fetten in der Nahrung gleichbleiben kann.

Alle schädigenden Einflüsse sind zu vermeiden. Dies bedeutet absolutes Alkoholverbot, keine Medikamente, die in der Leber verstoffwechselt, über die Galle ausgeschieden werden und die Funktion beeinträchtigen können, wie z.B. Sedativa, Analgetika und Narkotika. Ein nachweisbarer Mangel an Vitamien oder Spurenelementen muß entsprechend ausgeglichen werden. Einige Formen der Leberzirrhose sind durch Behandlung der Grundkrankheit aufzuhalten, wie z.B. bei chronischer Hepatitis B, C oder Autoimmunhepatitis. Eine langfristig eingehaltene absolute Abstinenz von Alkohol kann die alkoholbedingte Leberzirrhose zum Stillstand bringen.

Spezielle Formen wie die primäre biliäre Zirrhose und die primäre sklerosierende Cholangitis lassen sich durch das Medikament Ursodeoxycholsäure günstig beeinflussen. Es gibt aber keine ursächliche Behandlung der Leberzirrhose, wenn man von der Lebertransplantation absieht, die nur bei einem Teil der Patienten durchgeführt werden kann.

> Die Therapie der Leberzirrhose ist in erster Linie eine Therapie der Komplikationen der Leberzirrhose.

■ Portale Hypertension

Durch die zunehmende Schrumpfung der Leber kommt es in der zuführenden Pfortader zur Druckerhöhung, das Blut staut sich zurück, bildet Umgehungskreisläufe (Ösophagusvarizen; Krampfadern in der Speiseröhre) und führt oft zur Vergrößerung der Milz (Blutbildveränderungen). In Kombination mit Eiweißstoffwechselstörungen (Albuminabnahme im Serum) kann ein *Aszites* (Bauchwassersucht) auftreten. Eine Infektion des Aszites ist möglich. Diese Komplikation wird spontane bakterielle Peritonitis (Bauchfellentzündung) genannt. Das nährstoffreiche Blut wird nicht mehr oder nur teilweise durch die Leber geleitet, die Nährstoffe können nicht mehr ausreichend verstoffwechselt werden. Die Entgiftungsfunktion der Leber ist gestört und schädliche Stoffe gelangen direkt in den Kreislauf und führen bevorzugt im Gehirn zu krankhaften Veränderungen (hepatische Enzephalopathie).

Sobald die Diagnose feststeht, sollte eine Therapie mit Beta-Blockern eingeleitet werden, um die katastrophalen Folgen einer Erhöhung des Pfortaderdruckes zu vermeiden. Eine Reduzierung der Herzfrequenz um mindestens 25% kann den Druck im Pfortadersystem senken. Die Behandlung muß möglichst lebenslang beibehalten werden.

Bedauerlicherweise kommen die meisten Patienten erst mit einer ernsten Komplikation in die ärztliche Behandlung. Besonders dramatisch ist die lebensbedrohliche Blutung aus Ösophagusvarizen, die einen sofortigen klinisch-endoskopischen Eingriff erfordert. Die am meisten gefährdete Region ist die untere Speiseröhre, wo die Venen der Speiseröhrenwand oberflächlich verlaufen und die dünnwandigen Krampfadern unter Einfluß von Magensäure einreißen können. Eine Blutung muß im Rahmen einer Gastroskopie (Spiegelung) durch Unterspritzen mit einem Medikament, z.B. Polidocanol (Aethoxysklerol®), zum Stehen gebracht werden. Durch den gleichen Mechanismus können blutende Krampfadern in oberen Magenabschnitten (Fundusvarizen) und Aufweitung der Blutgefäße in der übrigen Magenwand (hypertensive Gastropathie) auftreten. Eine komplette Verödung der Krampfadern soll vor weiteren Blutungen schützen. Eine anschließende Behandlung mit Beta-Rezeptorenblockern ist zu erwägen.

■ Aszites

Viele Patienten kommen wegen zunehmenden Leibesumfanges zur Behandlung. Durch den erhöhten Pfortaderdruck und Eiweißmangel tritt Flüssigkeit in die freie Bauchhöhle aus. Auch massive Wassereinlagerungen in der unteren Körperhälfte sind zu beobachten (Ödeme in

Beinen und Füßen). Die zunehmende Flüssigkeitsansammlung im Bauch (oft mehrere Liter) drückt das Zwerchfell hoch, behindert die Atmung und führt zur Kompression anderer Bauchorgane mit entsprechenden Folgen (z. B. Behinderung des venösen Rückflusses). Das Auftreten von Aszites und Ödemen ist immer Ausdruck einer fortgeschrittenen schweren Leberschädigung. Die Behandlung des Aszites wird nach einem Stufenschema durchgeführt.

■ **Stufe I.** Bettruhe und salzarme Ernährung (unter 3 g Kochsalz pro Tag), Kochen ohne Salzzusatz, keine natriumhaltigen Mineralwässer, keine Konservenkost, wenig Milch, wenig Schokolade, keine natriumhaltigen Medikamente. Bei niedriger Natriumkonzentration im Serum ist eine Flüssigkeitseinschränkung notwendig, bei niedrigem Bluteiweißgehalt (Albumin unter 3 g/dl) sollten Albumine zugeführt werden. Wenn nach vier Tagen keine Gewichtsreduktion von mindestens 1 kg eingetreten ist, tritt die nächste Stufe in Kraft.

■ **Stufe II.** Es werden Medikamente zur verstärkten Flüssigkeitsausscheidung eingesetzt, wie *Spironolacton* (Aldactone®, 50–100 mg/Tag), das keine Kaliumverarmung verursacht und in steigender Dosierung (alle 5 Tage um 50–100 mg) bis max. 300–400 mg bei zwei Dritteln der Patienten zum Erfolg führt. Wenn keine ausreichende Gewichtsreduktion eintritt, werden zusätzlich Diuretika (wassertreibende Medikamente) wie Xipamid (Aquaphor® 10–40 mg pro Tag), Torasemid (Unat® RR 5–20 mg/Tag) und, mit Einschränkung, Furosemid (Lasix® 20–80 mg i. v.) gegeben. Der tägliche Gewichtsverlust sollte aber 500 g/Tag nicht überschreiten.

■ **Stufe III.** Wird unter Diuretika keine oder nur eine unzureichende Ausschwemmung erreicht und/oder hat der Patient durch das große Flüssigkeitsvolumen Druckbeschwerden im Bauch, wird eine totale oder partielle Punktion des Bauchwassers (Parazentese) empfohlen. Um das Wiederauftreten des Aszites zu verzögern, müssen pro Liter punktierten Aszites 6–10 g Humanalbumin (Eiweiß) gegeben werden. Trotzdem sind zur Langzeit-Therapie Diuretika unerläßlich.

Kann unter den genannten therapeutischen Maßnahmen ein Wiederauftreten des Aszites nicht verhindert werden, wird bei geeigneten Patienten (ausreichende Leberfunktion, keine hochgradige Gerinnungsstörung, keine portale Enzephalopathie) gefäßchirurgisch eine Kurzschlußverbindung zwischen Pfortader und Halsvene (Vena jugularis) geschaffen. Durch diesen sog. transjugulären intrahepatischen portosystemischen Stent-Shunt (TIPS; Stent war ein Chirurg) wird der Pfortaderdruck gesenkt.

■ Portale Enzephalopathie

Darunter versteht man eine Störung der Hirntätigkeit, die unmittelbar mit der Funktionseinschränkung der Leber zusammenhängt. Die Symptome reichen von gestörter Aufmerksamkeit, Verschlechterung der Schrift, Rechenschwäche bis hin zu Verwirrung, Desorientiertheit und Koma mit Bewußtseinsverlust. Die hepatische Enzephalopathie kann sich unter der Diuretika-Therapie, vor allem aber bei gastrointestinalen Blutungen, wie bei Ösophagusvarizenblutungen, verschlechtern. Von der Vorstellung ausgehend, daß durch bakterielle Eiweißspaltung im Darm verstärkt Toxine auftreten, die durch die kranke Leber nicht mehr entgiftet werden können, verabreicht man Medikamente, die zu einer Darmreinigung bzw. Darmsterilisation führen. Bewährt hat sich das Disaccharid Lactulose, (Bifiteral®) das als Sirup in einer Dosis von 3×10 bis 3×50 ml gegeben wird, bis zwei bis drei weiche Stühle pro Tag auftreten. Bei schwerer Blutung und damit großen Mengen von eiweißhaltiger Flüssigkeit im Darm kann zusätzlich ein schwer resorbierbares Antibiotikum wie Neomycin (Bykomycin®) oder Paromomycin (Humatin®) zur Darmsterilisierung verabreicht werden. In diesem Stadium der Erkrankung ist es sinnvoll, vorübergehend die Eiweißzufuhr zu reduzieren, damit nicht steigende Toxinkonzentrationen auftreten.

■ Bakterielle Peritonitis

Eine schwere, lebensbedrohliche Komplikation mit hoher Sterblichkeit, besonders wenn die Diagnose spät gestellt wird, ist die spontane bakterielle Peritonitis (Bauchfellentzündung). Sie tritt besonders bei Patienten mit eiweißarmem Aszites auf und geht mit Fieber, gespanntem Bauch, Schmerzen und Ikterus (Gelbsucht) einher. Die Diuretika-Therapie greift nicht. Oft liegt gleichzeitig eine hepatische Enzephalopathie vor. Die Diagnose wird durch den positiven Bakteriennachweis in der Aszitesflüssigkeit oder indirekt durch die Zahl weißer Blutkörperchen im Aszites gestellt. Dann ist eine sofortige Antibiotika-Therapie mit Cefotaxim (Claforan®) 3×2 g/Tag über 5 Tage, evtl. Metronidazol (Clont®) 3×500 mg i.v. pro Tag über 5 Tage indiziert. Der Therapieerfolg kann durch Kontrollpunktionen nachgewiesen werden. Trotz frühzeitiger antibiotischer Therapie sterben aber etwa 30 bis 50% der Patienten an dieser Komplikation. Wird sie überlebt, kommt es sehr häufig zu Rückfällen, deshalb ist eine Rezidivprophylaxe mit Norfloxacin (Barazan®) 400 mg/Tag angezeigt. Insgesamt ist die Prognose bei dieser Komplikation wegen der häufig auftretenden Nierenfunktionsstörung schlecht.

Die Bauchspeicheldrüse (Pankreas), ein etwa 70 bis 150 g schweres, hantel- oder wurstförmiges Organ, ist im Oberbauch, nahe dem Zwölffingerdarm und Magen lokalisiert. Sie ist die wichtigste „Verdauungsdrüse" des Organismus. Ihr Ausführungsgang mündet meist mit dem Gallengang zusammen in den Zwölffingerdarm. Täglich werden 1 500 ml Pankreassaft ausgeschieden, der den sauren Speisebrei aus dem Magen alkalisiert.

Vom Pankreas werden weitere Substanzen produziert, die am komplexen Geschehen der Verdauung und deren Steuerung mitwirken. Besonders wichtig sind die Pankreasenzyme: Peptidasen und Proteasen sind am Eiweißabbau, Lipasen an der Fettverdauung und Amylasen an der Aufspaltung pflanzlicher und tierischer Stärke (Amylose, Glykogen) beteiligt.

Als wichtigstes Hormon wird in den Langerhansschen Inseln des Pankreas das Insulin produziert. Es reguliert den Zuckerstoffwechsel.

Wegen der Vielzahl von Funktionen des Pankreas können auch vielfältige Störungen bei Erkrankungen auftreten. Im wesentlichen werden zwei Formen der Erkrankung unterschieden – die akute und die chronische Pankreatitis.

■ Akute und chronische Pankreatitis

Die akute Pankreatitis wird in etwa der Hälfte der Fälle durch Gallensteine verursacht; d.h. präpapilläre Steine können nicht nur im Gallengang zu einem Stau führen, sondern auch im Pankreasgang, und die Sekretion des Pankreassaftes behindern. Der Aufstau kann zur Aktivierung der Verdauungsenzyme im Pankreas und durch „Autodigestion" (Selbstverdauung) zu einer Gewebsschädigung der Drüse führen. Bei weiteren 30% der Patienten ist die Ursache der akuten Pankreatitis unklar. Andere Ursachen wie hochgradige Fettstoffwechselstörung, Infektionen, Tumoren und fehlanlagebedingte Störungen sind eher selten. Bei akuter Pankreatitis sollte man auch an einen erhöhten Alkoholkonsum denken.

Bei der akuten Pankreatitis unterscheidet der Arzt die ödematöse Pankreatitis (ca. 80%), mit leichtem Verlauf, von der hämorrhagisch nekrotisierenden Form (ca. 20%), die oft mit lebensbedrohlichen Komplikationen verbunden ist. Bei der überwiegenden Zahl der Patienten heilt die Erkrankung ohne Funktionseinschränkung der Bauchspeicheldrüse aus.

Eine akute Pankreatitis wird immer klinisch-stationär bzw. intensivmedizinisch behandelt. Sie erfordert einen hohen Aufwand an medizinischer Betreuung.

Die chronische Pankreatitis wird in den entwickelten Ländern zu ca. 80 Prozent durch Alkohol, in weniger entwickelten Ländern überwiegend durch Fehlernährung verursacht.

Die toxische Wirkung des Alkohols mit Bildung freier Radikale führt zu einer Schädigung der Funktionszellen (Azinuszellen). Das veränderte (verdickte) Pankreassekret verstopft Gänge des Organs. Es kommt zur Druckerhöhung im Gangsystem und zur nachfolgenden Zellschädigung. Mehrere entzündliche Schübe über einen längeren Zeitraum führen zur bindegewebigen Umwandlung des Organs und zur Funktionseinschränkung.

Andere Ursachen wie eine erbliche, idiopathische Form und die Mukoviszidose haben zahlenmäßig eine untergeordnete Bedeutung. Die Entstehung der Erkrankung ist bis heute nicht eindeutig geklärt. Offenbar sind unterschiedliche Mechanismen beteiligt, die zu einer Gewebsschädigung mit nachfolgenden Funktionseinbußen führen.

Typischerweise verläuft die chronische Pankreatitis schleichend und über längere Zeit unerkannt. Durch einen akuten Schub wird sie klinisch manifest. Auch Schübe einer chronischen Pankreatitis werden meist intensivmedizinisch behandelt. Der chronische Prozeß und die entzündlichen Schübe führen zur zunehmenden Schädigung des Organs mit nachlassender Funktion.

Klinischer Verlauf

Die **akute Pankreatitis** und der **akute Schub einer chronischen Pankreatitis** gehen mit schwerem Krankheitsgefühl einher, mit starken, in den Rücken ausstrahlenden Schmerzen, Übelkeit, Erbrechen und Kreislaufreaktionen. Diese Symptome sind immer Anlaß zur stationären Aufnahme und intensivmedizinischen Überwachung und Behandlung, mit zahlreichen individuell angepaßten Maßnahmen, wie Schmerztherapie, intravenöse Ernährung, Flüssigkeits- und Elektrolytausgleich sowie Behandlung zusätzlicher Komplikationen.

Die **chronische Pankreatitis ohne akuten Entzündungsschub** ist in erster Linie durch wechselnd starke Oberbauchschmerzen (ca. 90%)

charakterisiert. Übelkeit und Erbrechen treten relativ häufig auf. Das Fortschreiten der Krankheit äußert sich zusätzlich durch die mangelhafte Verdauungsleistung mit Gewichtsverlust und voluminösen, übel riechenden Fettstühlen sowie chronischen Diarrhöen. In diesem Stadium spricht man von einer exokrinen Pankreasinsuffizienz (Verdauungsschwäche). Bei weitgehender Zerstörung des Pankreas ist mit einer Pankreasinsuffizienz zu rechnen.

Diagnose

In der Frühphase ist die Diagnose schwierig, da die klinischen Symptome noch uncharakteristisch sein können. Nur der sehr aufwendige und den Patienten belästigende (Dünndarmsonde, Röntgen etc.) Sekretin-Cholezystokinin-Test liefert ausreichend zuverlässige Ergebnisse über die Pankreassaftproduktion und über die Enzymaktivität. Er wird als direkter Pankreasfunktionstest bezeichnet. Ein indirekter Pankreasfunktionstest ist der Nachweis von Elastase im Stuhl. Das Enzym Elastase spaltet u. a. Faserproteine. Der Elastase-Test reagiert auch bei Frühformen sehr empfindlich und weist regelmäßig eine enge Korrelation zum Krankheitsstadium auf.

Von den bildgebenden Verfahren ist die Sonographie die Untersuchung der Wahl. Sie läßt außer bei Krankheitsbeginn mit großer Zuverlässigkeit charakteristische Veränderungen des Pankreas erkennen. Wenn keine ausreichende Beurteilung möglich ist, kann die Computertomographie auch pathologische Nachbarstrukturen klären.

Bei Nachweis von Pankreasverkalkungen kann eine Röntgenaufnahme die Diagnose einer chronischen Pankreatitis ermöglichen. Zweifellos die empfindlichste, aber auch die eingreifendste Methode ist die ERCP (endoskopische retrograde Cholangiopankreatographie), eine spezielle Röntgenkontrastuntersuchung, bei der sowohl kleinste entzündliche Veränderungen, Abflußbehinderungen, Steine, Tumoren etc. des Pankreassystems und der Gallengänge gesehen werden können.

Allgemeine Maßnahmen

Der zunehmende Alkoholkonsum hat in den Industrieländern zum gesteigerten Auftreten der chronischen Pankreatitis geführt. Die beste

Prävention ist das Vermeiden oder die drastische Reduktion des Alkoholkonsums.

Da es fraglich ist, ob ein einmaliger Alkoholexzess zur akuten Pankreatitis führen kann, scheint es um so wichtiger, den chronischen Alkoholmißbrauch bzw. die Suchtkrankheit zu bekämpfen, um eine chronische Pankreatitis mit ihren schwerwiegenden, zum Teil lebensbedrohlichen Folgen zu verhindern.

Ist eine chronische Pankreatitis aufgetreten, sind einige Besonderheiten in der Ernährung zu beachten. Eine spezielle Pankreasdiät gibt es nicht. Alkohol ist auf jeden Fall zu vermeiden. Wegen des Gewichtsverlustes ist eine hohe Kalorienzufuhr mit mindestens 6 Mahlzeiten notwendig. Bei Fettstühlen soll die Tagesmenge an Fett auf 60 g begrenzt werden, da keine ausreichende Verstoffwechselung möglich ist. Die teilweise Umstellung auf synthetische Fette kann die Situation verbessern, da für die Resorption keine Lipase (fettspaltendes Enzym) benötigt wird. Der Betroffene sollte nur Speisen essen, die er gut verträgt.

Medikamentöse Therapie

Bei der **chronischen Pankreatitis** stehen die schweren Schmerzen im Vordergrund der Beschwerden. Es gilt, ihre genaue Ursache herauszufinden, denn wenn der Abfluß im Gangsystem durch entzündliche Engen, Steine, Eiweißausfällungen, Papillenveränderungen behindert wird und eine Drucksteigerung im Gangsystem die Schmerzen auslöst, kann oft endoskopisch Abhilfe geschaffen werden. Erst wenn diese Möglichkeiten ausgeschöpft sind, müssen Schmerzmittel eingesetzt werden. Da erfahrungsgemäß über einen längeren Zeitraum therapiert werden muß, sollte die nebenwirkungsärmste Einzeltherapie Vorrang haben und immer an eine drohende Medikamentenabhängigkeit gedacht werden. Die regelmäßige Medikamenteneinnahme (Zeitplan) ist wirksamer als eine Bedarfsmedikation. Im einzelnen ergeben sich mit zunehmender analgetischer Wirkung folgende Möglichkeiten:

Schmerzbehandlung bei chronischer Pankreatitis
■ Paracetamol (ben-u-ron®) oder Acetylsalicylsäure (Aspirin®) 500 bis 1 000 mg alle 4 bis 6 Stunden, alternativ Diclofenac (Voltaren®) (50 bis 100 mg alle 4 bis 6 Stunden.
■ Zusätzlich zur ersten Möglichkeit Codeinphosphat (Codipront®) 30 bis 100 mg oder Tramadol (Tramal®) 20 mg alle 4 bis 6 Stunden.

▨ Zusätzlich zur ersten Möglichkeit Neuroleptika, z.B. Levopromazin (Neurocil®), evtl. Antidepressiva, z.B. Clomipramin (Anafranil®).

▨ Starke zentral wirksame Schmerzmittel, z.B. Pentazocin (Fortral®) 25 mg alle 4 Stunden oder Buprenorphin (Temgesic®) 0,2 mg alle 6 bis 8 Stunden.

Wenn im Rahmen der chronischen Pankreatitis Gewichtsverlust, Fettstühle (über 15 g Fettausscheidung pro Tag), Blähungen und Diarrhöen auftreten, müssen die fehlenden Enzyme ersetzt werden. Im Vordergrund steht die mangelhafte Fettverdauung bei der chronischen Pankreatitis, während eine mangelhafte Kohlenhydrat- und Eiweißdigestion sehr selten ist. Das Problem bei der Behandlung der Pankreasinsuffizienz besteht darin, am richtigen Ort zur richtigen Zeit die ausreichende Enzymmenge (besonders fettspaltende Enzyme) zur Verfügung zu haben. Die Lipase ist säurelabil, d.h. sie wird durch die Magensäure inaktiviert. Bei den anzuwendenden Enzympräparaten handelt es sich um säuregeschützte, mikrosphärische Enzymkapseln, die nach Auflösung des Säureschutzmantels kleine Partikel freisetzen und sich im Speisebrei gleichmäßig verteilen.

Der Arzt wird Ihnen raten, mindestens drei größere und drei kleine Mahlzeiten pro Tag einzunehmen. Entsprechend ist die zeitliche Enzymsubstitution. Bei größeren Mahlzeiten werden 50 000 I.E. Lipase, unterteilt auf Beginn, Mitte und Ende der Mahlzeit, empfohlen. Bei kleineren Mahlzeiten genügt die einmalige Gabe von 25 000 I.E. Es werden eine Vielzahl von Pankreasenzymen angeboten. Die geforderten Voraussetzungen werden von Panzytrat® und Kreon® erfüllt. Es stehen Kapseln zu 10 000, 25 000 und 40 000 Einheiten zur Verfügung.

Als Erfolgskontrolle der Therapie können Gewichtszunahme, eine Abnahme der Fettstühle (Fettgehalt unter 7 g/Tag) und eine Minderung von Durchfällen und Blähungen gelten. Möglicherweise ist auch ein Effekt auf die Schmerzsymptomatik erkennbar.

Ob bei optimaler Enzymsubstitution eine zusätzliche Gabe von fettlöslichen Vitaminen (Vitamin A, D, E und K) erforderlich ist (z.B. einmal pro Monat intramuskulär), wird der Arzt individuell entscheiden. Ein auftretender Diabetes mellitus ist dauerhaft mit Insulin zu behandeln.

> Für eine lebenslange und eine erfolgreiche Therapie vertraut der Arzt auf Ihre Kooperation und Zuverlässigkeit.

Zuckerkrankheit

Zucker ist ein wichtiger Energielieferant. Die Zuckerkonzentration in unserem Körper wird durch Insulin, ein blutzuckersenkendes Hormon, gesteuert, das in den Langerhans-Inseln der Bauchspeicheldrüse gebildet wird.

Typ-1- und Typ-2-Diabetes

Die Zuckerkrankheit ist eine chronische Störung des Kohlenhydratstoffwechsels mit absolutem Insulinmangel beim Typ-1-Diabetes und relativem Insulinmangel beim Typ-2-Diabetes. Bei Diabetes mellitus Typ 1 sind durch ein immunologisches Geschehen mit chronisch fortschreitender Inselzellentzündung die insulinproduzierenden Zellen der Bauchspeicheldrüse zerstört worden. Ursachen des Typ-2-Diabetes sind in der Regel eine genetisch bedingte Insulinresistenz, gestörte Insulinsekretion, Übergewicht und geringe körperliche Aktivität. Als eigenständiges Krankheitsbild gilt der Schwangerschaftsdiabetes.

Der Typ 1 beginnt nach dem 6. Lebensmonat – mit einem Gipfel zwischen dem 5. und 7. Lebensjahr sowie in der Pubertät. Der Typ-2-Diabetes umfaßt 80 bis 90% aller Krankheitsfälle. Im Gegensatz zum schlanken Typ-1-Diabetiker ist der Typ-2-Diabetiker zumeist übergewichtig und älter als 40 Jahre. Neben einer genetischen Komponente des „Alterszuckers" sind Übergewicht bis hin zu extremer Fettsucht, Bewegungsmangel, ballaststoffarme Ernährung (Fast food) zusammen mit Soft Drinks (Colarisierung) häufig unterschätzte Risikofaktoren.

Diagnose

Beim Typ 1 kann sich das Krankheitsbild innerhalb weniger Tage mit häufigem Wasserlassen (Polyurie), häufigem Trinken (Polydipsie), mit Müdigkeit und Gewichtsverlust entwickeln. Die Erstuntersuchung ergibt Blutzuckerwerte meist über 300 mg/Deziliter. Die Erkrankung ist lebensbedrohend und muß sofort und permanent mit Insulin behandelt werden.

Dagegen wird die Diagnose beim Typ-2-Diabetiker in der Regel erst mit 5- bis 10jähriger Verspätung bei Routineuntersuchungen gestellt. Deswegen sollten Sie, wenn Sie älter sind als 45 Jahre, ein Diabetes-Screening durchführen lassen. Dabei ist zu beachten, ob

- ein erstgradiger Verwandter einen Diabetes hatte oder hat;
- ein Übergewicht vorliegt, d.h. größer als 120% des Normalgewichtes (= Körpergröße in cm minus 100) oder ein Body-Mass-Index (BMI) von mehr als 27 (BMI = Körpergewicht in kg : Körpergröße in cm^2);
- ein Bluthochdruck vorliegt und
- erhöhte Blutfette, ein HDL („gutes Cholesterin") von weniger als 35 mg/dl bzw. Triglyzeride von mehr als 250 mg/dl diagnostiziert werden.

Das nicht zu bezweifelnde diagnostische Kriterium für einen Diabetes mellitus ist der Nachweis der erhöhten Glukose im Blutplasma oder im kapillären Vollblut (z.B. aus der Fingerbeere) ab 200 mg/dl oder die Erhöhung der Nüchternglukose im Plasma ab 126 mg/dl bzw. im kapillären Vollblut ab 110 mg/dl. Nüchtern heißt: mindestens 8 Stunden vor dem Test keine Kalorienzufuhr. Lassen Sie sich nicht durch verharmlosende Aussagen wie „nur ein bißchen Alterszucker" beirren. Die „gestörte" Glukosetoleranz ist heute keine eigenständige leichte Erkrankung mehr, sondern sie hat den Stellenwert des 1. Stadiums der Zuckerkrankheit.

Beschwerdefrei, aber trotzdem lebensbedrohlich gefährdet

Wegen der subjektiven Beschwerdefreiheit wird die Diagnose „Typ-2-Diabetes" meistens erst nach 5 bis 10 Jahren gestellt, so daß jeder zweite erkannte Patient bereits schwerer erkrankt ist, als er selbst einzuschätzen vermag. Das Risiko, an einem Herzinfarkt zu sterben, ist im Vergleich zur Normalbevölkerung bei diabetischen Männern um das zwei- bis dreifache, bei Frauen sogar um das fünffache erhöht. Vierzig

Prozent der Dialyse-Patienten sind Diabetiker, davon 70% mit Typ 2. Fast jeder dritte Mensch, der erblindet, ist ein Typ-2-Diabetiker. Zwei von drei Menschen mit Amputation einer unteren Gliedmaße leiden an der Zuckerkrankheit. Daher sind Arzt und Patient gleichermaßen gefordert.

Allgemeine Maßnahmen

Neben die strikte Blutzuckereinstellung durch den behandelnden Arzt tritt die dauernde Betreuung des Patienten im Sinne einer Schulung, die nicht nur Wissen vermittelt, sondern auch das Umsetzen von Allgemeinmaßnahmen erleichtern soll. Nur wenn Sie mit der Krankheit vertraut sind, können Sie Ihr Wissen durch aktive Mitgestaltung in die Behandlung einbringen. Diese Forderung, die Therapie mitzusteuern, gilt immer, ob Sie nun Typ-1- oder Typ-2-Diabetiker sind. „Die moderne Diabetestherapie nützt wenig, wenn der Patient sie nicht versteht und wenn sie nicht in seinen Alltag eingebettet ist."

Beim Typ-2-Diabetiker steht die Gewichtsreduktion bei einer kalorien- und fettreduzierten Diät im Vordergrund. Es ist jedoch vermessen anzunehmen, einen gestörten Fettstoffwechsel nur mit Diät und Bewegung, aber ohne medikamentöse Therapie nennenswert beeinflussen zu können. Ziel einer lipidsenkenden medikamentösen Therapie bei Diabetikern ist ein LDL-Cholesterin („schlechtes Cholesterin") unter 100 mg/dl, ein Triglyzeridwert unter 150 mg/dl und ein HDL-Wert („gutes Cholesterin") über 40 mg/dl. Bitten Sie den Arzt, Ihnen eine Therapie mit Statinen nicht aus Kostengründen vorzuenthalten. Ferner kann eine konsequente Einstellung der Blutdruckwerte die Prognose von Diabetikern deutlich verbessern. Anzustreben sind diastolische Blutdrucke unter 85 mmHg. Wegen ihrer nierenschützenden Eigenschaften sind ACE-Hemmer Hochdruckmittel der 1. Wahl, häufig in Kombination mit einem Diuretikum.

Besprechen Sie diese begleitenden Maßnahmen der Diabetesbehandlung mit Ihrem Arzt. Je früher alle Risikofaktoren im Sinne einer Vorbeugung therapiert werden, um so nachhaltiger lassen sich diabetesbedingte Langzeitschäden vermindern.

■ Orale Antidiabetika

Vor Beginn einer Therapie mit einem oralen Antidiabetikum bei Typ-2-Diabetes sollte über einen Zeitraum von 3 bis 8 Wochen in jedem Fall eine rein diätetische Behandlung durchgeführt werden, wobei auf eine diabetesgerechte Ernährung und eine Gewichtsabnahme streng zu achten ist. Wird in diesem Zeitraum keine Blutzuckersenkung erreicht, so sind orale Antidiabetika indiziert. Erwarten Sie nicht zuviel von dieser Therapie. Namhafte Diabetologen halten sogar den Einsatz von oralen Antidiabetika für nicht berechtigt, da bislang keine soliden Studien vorliegen, die den Nutzen dieser Medikamente beweisen.

■ **Sulfonylharnstoffe.** Zu den Sulfonylharnstoffen zählen u.a. das Glibenclamid (Euglucon®) und das Glimepirid (Amaryl®). Beide Medikamente sollen grundsätzlich 30 bis 40 Minuten vor Beginn einer Mahlzeit eingenommen werden. Begonnen wird mit ½ bzw. 1 Tablette Euglucon® oder 1 Tablette Amaryl® 1 mg vor dem Frühstück. Über eine Erhöhung der Dosis entscheidet der Arzt je nach Blutzuckerwert.

Sulfonylharnstoffe sind bei Patienten mit Typ-2-Diabetes nur dann wirksam, wenn die Pankreaszellen noch Insulin ausscheiden können. Sie sind bei Patienten mit Typ-1-Diabetes und bei Schwangerschaftsdiabetes absolut kontraindiziert.

Die wichtigste Nebenwirkung der Sulfonylharnstoffe besonders bei älteren Patienten ist die Unterzuckerung (Hypoglykämie mit Blutzuckerwerten unter 50 mg/dl), meistens als Folge einer Überdosierung. Daher wird der Arzt die Dosis immer dem Bedarf individuell anpassen, z.B. wenn Sie abgenommen haben, körperlich aktiv sind oder gelernt haben, die Diabetikerregeln zu beachten. Besprechen Sie mit Ihrem Arzt, ob weitere Medikamente, die Sie nehmen, die Wirkung abschwächen oder verstärken. Wird das gewünschte Therapieziel nicht erreicht, stellt sich für den Arzt in Abhängigkeit von der Höhe des Blutzuckers die Frage, ob die Behandlung mit Acarbose, Metformin oder Insulin fortzusetzen ist.

■ **Acarbose.** Acarbose (Glucobay®) ist ein kohlenhydratähnlicher Stoff. Er wird nicht über den Darm resorbiert und hemmt dort die zuckerspaltenden Enzyme, so daß diese die mit der Nahrung aufgenommenen Kohlenhydrate nicht spalten können. Kohlenhydrate wie z.B. Fruktose, Glukose u.a. können aber nur als Monosaccharide aufgenommen werden. Es handelt sich um ein umstrittenes Arzneimittel, da das Nutzen-Risiko-Verhältnis nicht einfach überschaubar ist. Nachteilig sind die häufig auftretenden Nebenwirkungen wir Blähbauch (Meteorismus) und Durchfälle. Auf Störungen der Leberfunktion wird Ihr Arzt besonders zu achten haben.

Die Dosierung von Glucobay® liegt bei 3×5 g vor den Mahlzeiten mit 250 ml Wasser, um den Quelleffekt zu gewährleisten. Meiden Sie unter der Gabe Alkohol, denn er kann zu einer Verklumpung von Glucobay® und zu Strikturen (Verengungen) der Speiseröhre führen.

Nebenwirkungen unter der Therapie können Sodbrennen, Völlegefühl, Übelkeit und Durchfälle sein.

■ **Biguanide.** Aus der Gruppe der Biguanide wird heute nur noch das Metformin verordnet. Im Gegensatz zu den Sulfonylharnstoffen verursacht Metformin keine Unterzuckerung (Hypoglykämie) und keine Gewichtszunahme. Daher wird es übergewichtigen Patienten verschrieben. Metformin verzögert die Neubildung von Glukose in der Leber und steigert die periphere Glukoseausnutzung in der Skelettmuskulatur.

In den USA wurden 1994 Studien durchgeführt, deren Ergebnis den Einsatz von Metformin heute wieder rechtfertigt. Bei diesen Studien wurde besonders auf den Milchsäurespiegel im Blut geachtet, der sich nicht änderte. Somit ist das gefürchtete Risiko der Milchsäuresäuerung des Blutes (Laktatacidose) geringer einzuschätzen als bisher. In den europäischen Ländern waren die Biguanide wegen der Übersäuerung mit Milchsäure verboten worden, und nur das Metformin durfte unter strengen Auflagen weiter auf dem Markt bleiben. Bei Niereninsuffizienz, Herzinsuffizienz sowie Störungen der Atemfunktion und der Leber sind Biguanide kontraindiziert. Bei Nichtbeachtung sind Todesfälle nicht auszuschließen.

Man beginnt die Therapie niedrig dosiert mit 1- bis 2mal 500 mg Metformin (Glucophage mite®). Die Dosis kann auf 3mal 350 mg (Glucophage S®) gesteigert werden.

■ **Insuline**

Insulin ist das Hormon der Bauchspeicheldrüse (Pankreas) und das wesentliche blutzuckersenkende Hormon des Menschen.

Beachten Sie zunächst folgende Hinweise zur Wirkung des Insulins:

Wenn Sie kein Diabetiker sind, wird entsprechend der Höhe der Resorption von Kohlenhydraten nach einer Mahlzeit Insulin aus den B-Zellen der Langerhans-Inseln in der Bauchspeicheldrüse abgegeben. Zwischen den Mahlzeiten sind die Insulinspiegel im Blut niedrig, ähnlich wie im Nüchternzustand. Als Nichtdiabetiker haben Sie eine basale Insulinausschüttung von 24 E (E = Maßeinheit) pro Tag. Ebenso liegt die mahlzeitbezogene Insulinsekretion in Abhängigkeit von Art und Menge der Nahrungsaufnahme auch bei etwa 24 E. Somit beträgt die tägliche Ausschüttung etwa 40 bis 48 E.

Sind Sie Diabetiker, der Insulin spritzen muß, so setzt bei Ihnen zunächst die Wirkung des gespritzten Insulins nicht sofort, sondern verzögert ein, so daß ein bestimmer Abstand zwischen Spritzen und Essen einzuhalten ist. Ferner sind das Maximum und die Dauer der Wirkung je nach Insulinart unterschiedlich, wonach Sie sich entsprechend den Vorgaben zu richten haben.

■ **Normalinsulin, Verzögerungsinsulin, Mischinsulin.** Grundsätzlich werden schnellwirkende Normalinsuline (auch Altinsuline genannt) von Verzögerungsinsulinen und Mischinsulinen (stabile Mischungen von Normalinsulin und Verzögerungsinsulin) unterschieden.

Beim Typ-2-Diabetiker werden 2 Injektionen eines Intermediärinsulins (Verzögerungsinsulin) unter Zusatz eines Normalinsulins im Verhältnis 30/70 vor dem Frühstück und vor dem Abendessen verabreicht, davon zwei Drittel der Gesamtdosis morgens und ein Drittel abends. Da zwischen den Hauptmahlzeiten erhöhte Insulinspiegel vorliegen können, müssen Zwischenmahlzeiten genauestens eingehalten werden, um Unterzuckerungen zu vermeiden.

Als Typ-1-Diabetiker sollten Sie in Richtgrößen der Insulinsubstitution rechnen und denken. Der basale Insulinbedarf beträgt 0,7 bis 1,0 E/Std., der Insulinbedarf für die Mahlzeiten (prandialer Bedarf) 1,5 bis 3,0 E/Broteinheit (BE; 1 BE entspricht 12 g Zucker). Eine Einheit Normalinsulin senkt den Blutzucker um 40 mg/dl, eine BE erhöht den Blutzucker um etwa 40 mg/dl.

Für den basalen Insulinbedarf benötigen Sie ein Verzögerungsinsulin morgens vor dem Frühstück und abends gegen 22 Uhr. Die Gesamtmenge des basalen Insulins sollte 40 bis 50 Prozent des Gesamtinsulins betragen. Das Normalinsulin wird 15 bis 30 Min. vor der jeweiligen Mahlzeit gespritzt. Diese Form der Verabreichung, als intensivierte Insulintherapie bezeichnet, setzt mehrfache tägliche Blutzuckerkontrollen voraus. Für häufige Anwendungen von Normalinsulin wie auch für Verzögerungsinsuline wurden Injektionshilfen (Pens) entwickelt, bei denen das Aufziehen von Insulin entfällt. Bei einem sehr kleinen Prozentsatz von Typ-1-Diabetikern läßt sich die Stoffwechseleinstellung mit Insulinpumpen erreichen. Von einer Pumpe, die nicht größer ist als eine Zigarettenschachtel, wird das Insulin über einen sehr dünnen Schlauch zur Nadel geleitet, die subkutan in die Bauchhaut gelegt wurde. Es kommt nur Normalinsulin zur Anwendung. Weiterhin notwendig sind auch bei dieser Applikationsform Blutzuckermessungen sowie Insulindosisanpassungen an den gemessenen Blutzuckerwert.

Diabetes ist eine nicht heilbare Erkrankung. Darum sind die Therapieziele sehr hoch gesteckt: Überzuckerung und akute Stoffwechselentgleisungen vermeiden und Folgeschäden (koronare Herzkrankheit, Nierenversagen und Hochdruck, Erblindungen und periphere Nervenschädigungen, die mit Schmerzen einhergehen können, und das diabetische Fußsyndrom) verhindern. Schulungszentren für Diabetiker sind inzwischen fast überall in Deutschland vorhanden, werden aber noch zu wenig genutzt. In Bayern haben z. B. nur 5% aller Diabetiker eine Schulung zum Erlernen der Harn- und Blutzuckerselbstkontrolle mitgemacht.

Ihre Lebenserwartung hängt davon ab, daß Sie Ihr Therapieregime konsequent befolgen. Dieses Ziel werden Sie dann verwirklichen, wenn Sie mit Ihrem Arzt vertrauensvoll zusammenarbeiten.

Antidiabetika

■ **Glucobay®** (Acarbose)
Tabletten mit 50 mg/100 mg Wirksubstanz

■ **Glucophage®** (Metformin)
Filmtabletten mit 500 mg/850 mg Wirksubstanz

■ **Euglucon® N** (Glibenclamid)
Tablette mit 3,5 mg Wirksubstanz

■ **Amaryl®** (Glimepirid)
Tabletten mit 1 mg/2 mg/3 mg Wirksubstanz

■ **Insulin Actrapid® HM**
1 ml enthält 40 I.E. Normalinsulin

■ **Humalog Pen** Injektionslösung
1 ml enthält Insulin lispro 100 E (gentechn. hergestellt)
Wirkdauer 2–5 Stunden

■ **Humalog Mix 50 100 E/ml Pen**
1 ml enthält 100 E Insulin lispro 50% gelöst und 50% als Protamin-Kristallsuspension
Wirkdauer max. 24 Stunden

■ **Insulin Ultratard® HM**
1 ml enthält Insulin human 40 I.E.
Verzögerungsinsulin, Wirkdauer mehr als 24–36 Stunden

Schilddrüsenerkrankungen

Schilddrüsenerkrankungen sind auch in Deutschland sehr weit verbreitet. Man schätzt, daß jeder sechste Bundesbürger unter einer Schilddrüsenerkrankung leidet. Hinter den Symptomen eines Kropfes (Struma) verbergen sich vielfältige Erkrankungen. Nur so ist zu erklären, daß pro Jahr mehr als eine Milliarde Euro für die ambulante und klinische Diagnostik sowie für die Behandlung ausgegeben wird. Betroffen von einem Kropfleiden sind 30 Prozent der Bevölkerung, daß sind etwa 25 Millionen Menschen in Deutschland. Wäre der Jodmangelkropf im Gedächtnis der Menschen ebenso verankert wie der Herzinfarkt und seine Folgen, so wäre die Jodsalzprophylaxe heute gesetzlich geregelt, mit Einsparungen von 700 Millionen Euro pro Jahr, d.h. etwa 60 bis 70 Prozent der Gesamtausgaben für Jodidpräparate und Schilddrüsenhormone.

Arzneimittel bei Schildrüsenerkrankungen werden eingesetzt, um eine Unterfunktion oder Überfunktion der Schilddrüse zu behandeln: Schilddrüsenhormone zur Substitution bei ungenügender Hormonbildung, Jodidpräparate bei Kropfleiden und Thyreostatika bei Überfunktion der Schilddrüse.

Endemische oder blande Struma

Die endemische oder blande, d.h. mild verlaufende Struma (Kropf) ist die häufigste Schilddrüsenerkrankung. Die Hauptursache ist der Jodmangel. Beträgt die Jodaufnahme weniger als 70 µg pro Tag, gibt die Schilddrüse weniger Hormone (Thyroxin) in die Blutbahn ab, denn das Thyroxin enthält Jod. Dies hat zur Folge, daß der Hypophysenvorderlappen im Gehirn vermehrt das thyreotrope Hormon (TSH) abgibt, das die Thyroxinbildung stimuliert. Zusammen mit dem chronischen Jodmangel und gleichzeitig erhöhtem TSH-Spiegel vergrößert sich das Schilddrüsengewebe, zunächst diffus und dann knotig verändert. Neben „kalten" funktionslosen Bezirken entstehen auch „heiße" Knoten, die sich überreaktiv verhalten. Diese Knoten entziehen sich der zentralen Regulation, sie reagieren autonom. Diese Schilddrüsenautonomie führt später zu einer manifesten Schilddrüsenüberfunktion.

■ Prophylaxe

Die logische Konsequenz ist die Prophylaxe der Jodmangelstruma mit jodiertem Speisesalz. Das z. Zt. auf dem Markt angebotene jodierte Speisesalz enthält 20 bis 25 mg/kg Kaliumjodat. Bei einer durchschnittlichen Salzzufuhr von 5 g pro Tag wird mit dieser Menge aber nicht die von der WHO empfohlene Menge von 200 µg Jod erreicht. Zusätzlich sind zwei Seefischmahlzeiten pro Woche sowie mit Jodsalz hergestellte Lebensmittel zur Deckung des Bedarfs notwendig.

■ Therapie

Die Therapie der Struma besteht in der Gabe von Jodid bzw. von Jodid in Kombination mit Levothyroxin (L-Thyroxin). Dadurch wird die TSH-Ausscheidung aus dem Hypophysenvorderlappen unterdrückt und eine Normalisierung der Jodkonzentration in der Schilddrüse erreicht. Bei einer täglichen Gabe von 100 µg Jodid nimmt das Schilddrüsenvolumen innerhalb eines Jahres bei Erwachsenen um 30% und bei Kindern um 50% ab. Noch schneller und wirksamer ist eine Kombinationsbehandlung mit täglich 75 bis 125 µg L-Thyroxin und 200 µg Jodid. Die Therapie wird durch sonographische Bestimmung (Ultraschall) des Schilddrüsenvolumens kontrolliert, durch Messung der Ausscheidung von Jodid im Urin und durch die Bestimmung des TSH-Spiegels in 1/2- bis 1jährigen Abständen.

Bei größeren knotigen Strumen ist diese Therapie meistens nicht ausreichend, so daß die autonomen Gewebsteile chirurgisch entfernt werden müssen. Falls Sie an einer koronaren Herzerkrankung leiden oder einen Herzinfarkt hatten, leben Sie mit einer Struma gefährlicher als herzgesunde Leidensgenossen. Schilddrüsenhormone erhöhen nämlich den Sauerstoffbedarf des Herzens. Der Arzt wird dann in jedem Fall die Therapie mit niedrigen Dosen von L-Thyroxin (12,5 µg bis 25 µg) beginnen.

Schilddrüsenhormone verstärken die Wirkung gerinnungshemmender Arzneimittel (Heparin, z. B. Liquemin®N, Phenprocumon, z. B. Marcumar®). Diese mögliche Nebenwirkung erfordert zu Beginn der Therapie regelmäßige Kontrollen der Prothrombinzeit.

Eine eingetretene Schilddrüsenautonomie erfordert eine besondere Behandlung. Zunächst ist jede Jodbehandlung und auch jede Jodexposition z. B. durch Röntgenkontrastmittel streng untersagt. Bei leichten Formen der Überfunktion genügt die Gabe von Beta-Blockern, um die klinische Symptomatik (schneller Puls, Zittern, vermehrtes Schwitzen, Nervosität und Hitzeunverträglichkeit) zu bessern.

Immunhyperthyreose (Morbus Basedow)

Die Schilddrüsenüberfunktion aufgrund eines Morbus Basedow ist eine genetisch bedingte und durch immunologische Prozesse ausgelöste Entzündung der Schilddrüse. Der Morbus Basedow ist streng von der Überfunktion durch eine autonome Erkrankung der Schilddrüse zu unterscheiden. Charakteristisch ist neben dem schubweisen Verlauf, daß die symptomatische Behandlung keine echte Heilung bringt.

■ Diagnose

Im Vordergrund der Beschwerden stehen innere Unruhe und ein ständiges Gefühl des Getriebenseins. Die Überfunktion der Schilddrüse führt zu weiteren Symptomen: Reizbarkeit und Schlaflosigkeit, Gewichtsabnahme trotz gesteigertem Appetit, Muskelschwäche, Herzklopfen und Herzstolpern, Wärmeintoleranz und Neigung zum Schwitzen sowie Durstgefühl, Hervortreten der Augäpfel. Manche Patienten klagen über Haarausfall und Brüchigwerden der Nägel u. a. Bei der klinischen Untersuchung fallen folgende Befunde auf: Warme, zarte und feuchte Haut, ein feinschlägiger Fingertremor, Magerkeit und schneller Herzschlag (Tachykardie), ferner Herzrhythmusstörungen, bei schweren Verlaufsformen unstillbares Erbrechen und Durchfall. Die Diagnose wird durch den Nachweis einer erhöhten Thyroxinkonzentration (T4) im Blut gesichert. Weitere Laboranalysen sind freies T4, T4-Bindungsindex, ferner TSH (thyreotropes Hormon) und TRH (Thyreotropin Releasing Hormone). Für die Beurteilung der Schilddrüsengröße eignet sich die Sonographie.

■ Therapie

Grundlage der Behandlung sind zu Beginn Thyreostatika, da zunächst der Stoffwechsel normalisiert werden muß. Die thyreostatisch wirkenden Thioharnstoffe hemmen die Hormonsynthese, Natriumperchlorat hemmt die Jodaufnahme und Jodid und Lithium die Hormonabgabe der Schilddrüse.

Die vom Thioharnstoffmolekül abgeleiteten Substanzen sind Thiamazol (Favistan®) und Carbimazol (Carbimazol Henning®). Reagieren Sie allergisch auf Carbimazol, ist Propylthiourazil (Propycil®) indiziert.

Nach 12 Monaten tritt bei der Hälfte der behandelten Patienten eine spontane Besserung ein. Jedoch ist der individuelle Verlauf sehr unterschiedlich. Oft ist es besser, den Hormonspiegel durch zusätzliche Gabe von L-Thyroxin genau einzustellen, um vor allem einen nicht erwünschten TSH-Anstieg zu vermeiden.

Oft sind die Symptome so ausgeprägt, daß anfangs sedierende Arzneimittel bzw. Beta-Blocker erforderlich sind.

Da bei 0,5% der behandelten Patienten eine gefährliche Agranulozytose auftreten kann, sind Leukozyten- und Thrombozytenzahl alle 1 bis 2 Monate zu kontrollieren. Das Auftreten weiterer möglicher Nebenwirkungen wird der Arzt mit Ihnen besprechen. Erfolgt innerhalb 2 Jahren Behandlungsdauer keine Besserung, ist eine Radiojodtherapie oder eine Operation unumgänglich.

Endokrine Ophthalmopathie (Orbitopathie)

Die endokrine Orbitopathie ist eine häufig (50% der Patienten) bei Morbus Basedow auftretende Erkrankung, die sich dadurch äußert, daß der Augapfel aus der Augenhöhle (Orbita) hervortritt und die Augen einen starren, glänzenden Blick bekommen. Mit einer lokalen Therapie wird versucht, Druckgefühl, Augenbrennen und Tränenfluß zu bessern und während der Nacht eine Hornhautaustrocknung zu verhindern.

Die wichtigste Maßnahme besteht in der Normalisierung der Schilddrüsenfunktion, wobei sowohl Arzneimittel als auch operative bzw. nuklearmedizinische Maßnahmen angewendet werden. Bei schwerem Krankheitszustand wird versucht, mit Glukokortikoiden (Prednisolon für 1 bis 2 Wochen) die Wasseransammlung (Ödem) in dem Gewebe der Augenhöhle zu reduzieren. Die Prednisolonbehandlung kann wiederholt werden. Bei therapieresistenten Verläufen ist eine zusätzliche immunsuppressive Behandlung mit Ciclosporin (Sandimmun®) in Erwägung zu ziehen.

Schilddrüsenentzündungen (Thyreoiditiden)

Entzündungen der Schilddrüse sind sehr selten, etwa 1 bis 2% aller Schilddrüsenerkrankungen. Die wichtigste ist die akute Entzündung bakteriellen Ursprungs, die rasch auf Antibiotika und entzündungshemmende Substanzen (Antiphlogistika) anspricht. Die akut/subakute Thyreoiditis de Quervain soll hier nur erwähnt werden. Sie ist wahrscheinlich durch Viren ausgelöst; in der Regel heilt sie folgenlos aus. Bei der Hashimoto-Thyreoiditis handelt es sich um eine Autoimmunerkrankung mit fließenden Übergängen zum Morbus Basedow. Die Therapie der Wahl ist eine lebenslange Gabe von Schilddrüsenhormonen.

Schilddrüsentherapeutika

- **L-Thyrosin Henning®** (Levothyroxin)
  1 Tbl. enthält 25/50/75/100/125/150/175/200 µg (Mikrogramm) Levothyroxin-Natrium
- **Jodid** (Kaliumjodid)
  1 Tbl. enthält 100/200/500 µg Jod als Wirksubstanz
- **Favistan®** (Thiamazol)
  Injektionslösung 1 ml enthält 40 mg als Wirksubstanz,
  1 Tbl. enthält 20 mg Wirksubstanz
- **Carbimazol Henning**
  1 Tbl./Filmtbl. enthält 5 mg/10 mg Wirksubstanz
- **Thyreostat II** (Propylthiouracil)
  1 Tablette enthält 25/50 mg Wirksubstanz

Blutarmut (Anämie)

Unter einer Blutarmut (Anämie) versteht man eine Verminderung des roten Blutfarbstoffes (Hämoglobin) im Blut unter einen geschlechtsspezifischen Wert, der bei Frauen 12 g/dl, bei Männern etwa 14 g/dl beträgt.

Die Aufgabe des Blutfarbstoffs ist es, in den Lungen Sauerstoff aufzunehmen und diesen in die Gewebe zu transportieren. Bei einer deutlichen Verminderung des Blutfarbstoffs wird dieser Sauerstofftransport kritisch gestört, die Gewebe sind dann mit Sauerstoff unterversorgt. Dies führt zu vieldeutigen Symptomen wie Einschränkung der Leistungsfähigkeit, rascher Ermüdbarkeit, Herzklopfen bereits bei geringer Belastung, Atemnot bei geringen Anstrengungen, Schwindelsymptomen, Kopfschmerzen oder Ohrensausen. Die Patienten sind blass, was insbesondere an den Handflächen gut zu erkennen ist.

Zwischen dem Ausmaß der Anämie und der Schwere der genannten Symptome besteht keine feste Beziehung. Das Auftreten dieser Symptome ist zum einen abhängig von der Geschwindigkeit, mit der sich eine Anämie entwickelt, zum anderen vom Funktionszustand der Lungen, des Herzens und des Kreislaufsystems.

Entwickelt sich eine Anämie sehr allmählich, paßt sich der Organismus lange Zeit an diese Blutarmut an, ohne daß die genannten Symptome auftreten. Umgekehrt kommt es bei rascher Entwicklung einer Anämie (z.B. bei akuten starken Blutverlusten) frühzeitig zu den genannten Anämiesymptomen. Patienten mit intakter Lungen-, Herz- und Kreislauffunktion ertragen eine Anämie wesentlich besser als Patienten, bei denen eines dieser Organsysteme erkrankt ist. Bei schwerer Anämie kann es zu kritischen Durchblutungsstörungen lebenswichtiger Organe und dadurch z.B. zu Herzinfarkten oder Schlaganfällen kommen. Auch gefährliche Herzrhythmusstörungen können insbesondere bei gleichzeitigem Bestehen einer Herzkranzgefäßerkrankung auftreten.

Die eingangs genannten Anämiesymptome sind zwar typisch, jedoch keineswegs spezifisch, denn sie treten auch bei Herzrhythmusstörungen, Herzschwäche oder arteriellen Durchblutungsstörungen auf. Häufig wird eine Anämie lange Zeit nicht erkannt und dann z.B. unter der Fehldiagnose einer Herzschwäche behandelt.

Ursachen einer Anämie

Ein normales rotes Blutkörperchen lebt etwa 100–120 Tage. Der Körper bildet beim Gesunden exakt so viele rote Blutkörperchen (Erythrozyten; diese sind die Träger des roten Blutfarbstoffs Hämoglobin), daß die Konzentration des Blutfarbstoffs konstant bleibt.

Eine Anämie kommt zustande durch verminderte Bildung roter Blutkörperchen im Knochenmark, gesteigerten Verlust roter Blutkörperchen oder aber vorzeitiges Zugrundegehen roter Blutkörperchen.

■ Verminderte Bildung roter Blutkörperchen

Bei den unterschiedlichsten Knochenmarkerkrankungen, aber auch bei Eisenmangel oder Vitaminmangelzuständen (z.B. Mangel an Vitamin B_{12}, an Folsäure) kann die Bildung der roten Blutkörperchen bzw. des Blutfarbstoffs gestört werden und in der Folge eine Anämie auftreten.

■ Gesteigerter Blutverlust

Blutungen nach Verletzungen, häufig aber auch Blutungen im Magen- und Darm-Trakt (z.B. bei Magengeschwüren, Darmpolypen, bei Krebserkrankungen von Magen und Darm) können entweder direkt oder aber über einen allmählichen Eisenmangel zu Anämien führen. Auch lange dauernde starke Menstruationsblutungen führen nicht selten zur Anämie.

■ Auflösung roter Blutkörperchen

Diesen Vorgang bezeichnet man als Hämolyse. Eine gesteigerte Hämolyse kann akut einsetzen und eine gefährliche Erkrankung sein, die rascher ärztlicher Diagnostik und Therapie bedarf. Hämolysen können durch Medikamente ausgelöst werden, vor allem aber durch entzündliche, infektiöse oder bösartige Erkrankungen.

Diagnostik der Anämien

Nach Feststellung einer Anämie muß zunächst die Ursache geklärt werden um daraus die richtige Therapie abzuleiten. Diese Diagnostik kann einfach, unter Umständen aber auch außerordentlich schwierig sein und dann die Mitarbeit eines hämatologisch spezialisierten Arztes (Hämatologe) erfordern.

Aus der Vielzahl der möglichen Ursachen werden im folgenden einige der wichtigsten Anämieformen kurz besprochen.

■ Eisenmangelanämie

Der menschliche Organismus kann leicht an Eisen verarmen; so z.B. bei einseitiger Ernährung, bei Frauen durch rasch aufeinanderfolgende Geburten und durch stärkere Menstruationsblutungen. Krankhafte Ursachen eines Eisenmangels sind wiederholte oder langanhaltende Blutverluste: Mit dem Blutfarbstoff geht dessen wesentlicher Bestandteil, das Eisen verloren.

Ein Eisenmangel ist die in Mitteleuropa häufigste Ursache einer Anämie. Sie läßt sich leicht durch Bestimmung des Speichereisens (Ferritin) im Blutserum nachweisen.

Schwieriger als die Diagnose der Eisenmangelanämie ist die Feststellung ihrer Ursache. Grundsätzlich sollte bei einer Eisenmangelanämie, sofern deren Ursache nicht eindeutig erkennbar ist (z.B. lang anhaltende starke Menstruationsblutungen), eine eingehende Diagnostik erfolgen, um nicht eine schwerwiegende Diagnose (z.B. eine bösartige Erkrankung des Magen-Darm-Traktes) als Ursache der zum Eisenmangel führenden Blutverluste zu übersehen. Dies bedeutet, daß Patienten mit erstmals festgestelltem Eisenmangel endoskopisch (Magenspiegelung, Darmspiegelung) untersucht werden sollten. Häufig stellt sich dabei ein Magen- und/oder Zwölffingerdarmgeschwür als Blutungsquelle heraus; bei anderen Patienten finden sich blutende Dickdarmpolypen, die dann endoskopisch abgetragen werden können (diese Maßnahme stellt gleichzeitig die wichtigste Prophylaxe gegenüber Dickdarmkarzinomen dar). Auch Krebserkrankungen des Magens oder Darms können durch chronische Blutverluste zu einer Eisenmangelanämie führen.

■ Behandlung der Eisenmangelanämie.

Die Behandlung des Eisenmangels besteht in der lange (über mehrere Monate) durchgeführten Gabe eines Eisenpräparates. Als Patient müssen Sie wissen, daß diese Behandlung den Stuhl schwarz färbt (Schwarzfärbung des Stuhls tritt auch bei stärkeren Blutungen insbesondere aus Magen und Zwölffingerdarm auf).

Gelegentlich führen solche Eisendragees zu leichten Magenbeschwerden, dann sollte die Tagesdosis reduziert oder aber auf ein anderes Präparat umgestellt werden. Diese Behandlung muß über mehrere Monate durchgeführt werden, denn nur so werden die Eisenvorräte des Körpers wieder auf das normale Maß aufgefüllt.

■ Vitamin-B$_{12}$-Mangelanämie (perniziöse Anämie, Perniziosa)

Vitamin B$_{12}$ ist eine für die Blutbildung, aber auch für die normale Nervenfunktion unerläßliche Substanz. Damit Vitamin B$_{12}$ aus der Nahrung in den Körper aufgenommen werden kann, muß es im Magen an spezielle Trägerproteine gebunden werden. Insbesondere bei älteren Menschen können diese Trägerproteine fehlen; dann ist die Vitamin-B$_{12}$-Resorption gestört, es entwickelt sich allmählich ein Vitamin-B$_{12}$-Mangel mit neurologischen und hämatologischen Folgen. Die Anämie bei Vitamin-B$_{12}$-Mangel weist spezielle Merkmale auf, der Fachmann spricht von einer „megaloblastären Anämie". Dieser Name rührt daher, daß bei mikroskopischer Untersuchung des Knochenmarks die Vorläuferzellen der Blutbildung spezifische „megaloblastäre" Veränderungen aufweisen. Gelegentlich kann beim Vitamin-B$_{12}$-Mangel neben der Anämie auch eine Abnahme der weißen Blutkörperchen und der Blutplättchen (Leukopenie bzw. Thrombozytopenie) beobachtet werden.

Die B$_{12}$-Mangelanämie kann neben den eingangs angeführten Symptomen gelegentlich zu starken brennenden Mißempfindungen der Zunge oder zu neurologischen Störungen (sogenannte funikuläre Spinalerkrankung) mit Gefühlsstörungen insbesondere im Bereich der Füße führen.

■ **Diagnose der Vitamin-B$_{12}$-Mangelanämie.** Die Diagnose läßt sich heute relativ einfach durch Bestimmung der Blutkonzentration von Vitamin-B$_{12}$ sichern; wie erwähnt, ergibt die mikroskopische Untersuchung des Knochenmarks sehr spezifische Zellveränderungen.

■ **Therapie der B$_{12}$-Mangelanämie.** Da bei Patienten mit Vitamin-B$_{12}$-Mangelanämie dieses Vitamin nicht mehr aus der Nahrung aufgenommen werden kann, muß es durch Injektion (parenteral) zugeführt werden. Den Erkrankten wird etwa alle 4 bis 8 Wochen Vitamin B$_{12}$ intramuskulär gespritzt.

■ Folsäuremangelanämie und ihre Behandlung

Die Folsäuremangelanämie kommt fast nur bei sehr einseitiger Ernährung vor, bei der sämtliche Frischgemüse (diese sind die Hauptquelle der Folsäure) vermieden werden. Nur sehr selten sind schwere Magen-Darm-Erkrankungen, die zu einer Resorptionsstörung für Folsäure führen, Ursache einer Folsäuremangelanämie.

Die Symptomatik der Folsäuremangelanämie entspricht der bei Vitamin-B_{12}-Mangelanämie. Diagnostisch beweisend ist eine verminderte Folsäurekonzentration bei normaler B_{12}-Konzentration des Blutes.

Die Therapie besteht in der Regel in einer ausreichend hoch dosierten oralen Zufuhr (Tabletten) von Folsäure. Nur selten (z.B. bei schweren Resorptionsstörungen des Darms) ist die parenterale Folsäuregabe erforderlich.

■ Anämien bei bösartigen Bluterkrankungen

Allen bösartigen Bluterkrankungen ist gemeinsam, daß sie entweder regelhaft oder oft das Knochenmark befallen. Dies führt dann dazu, daß im Knochenmark die normale Blutbildung zum Erliegen kommt. In der Folge einer solchen „Knochenmarkinfiltration" durch bösartige Bluterkrankungen (gelegentlich auch durch bösartige Organerkrankungen wie Lungen- oder Brustkrebs) werden vermindert normale Blutzellen im Knochenmark gebildet. Dies äußert sich durch eine Anämie, eine Verminderung der weißen Blutkörperchen (Leukopenie) und meist auch der Blutplättchen (Thrombozytopenie).

Wird eine Anämie von einer Leukopenie und/oder einer Thrombozytopenie begleitet oder finden sich im Blut krankhafte weiße Blutkörperchen, kann dies auf eine Knochenmarkerkrankung hinweisen. Dann muß eine Probe des Knochenmarks untersucht werden, um die Verdachtsdiagnose zu bestätigen oder auszuschließen.

Das Knochenmark wird meist in örtlicher Betäubung vom hinteren Beckenkamm entnommen, entweder durch Aspiration (Absaugen einer winzigen Knochenmarkprobe) oder durch Biopsie (Entnahme eines kleinen Knochenstücks samt Knochenmark mit Hilfe einer Spezialnadel). Beide Untersuchungen ergänzen sich in ihrer Aussagekraft. Allerdings läßt sich der Zustand des Knochenmarks meist schon anhand der Knochenmarkaspiration beurteilen. Die Beurteilung geschieht nach Aufarbeitung und Einfärbung der entnommenen Knochenmarkproben durch einen hämatologisch geschulten Arzt.

■ **Therapie der Anämie bei Knochenmarkerkrankungen.** Die Therapie richtet sich nach der Grunderkrankung des Knochenmarks. Gelingt es, die zugrundeliegende Knochenmarkerkrankung durch gezielte Maßnahmen zurückzudrängen oder gar zu heilen, wird sich die Anämie (und ggf. auch die begleitende Leukopenie und/oder Thrombozytopenie) bessern oder gar normalisieren.

■ Renale Anämie (Anämie bei schweren Nierenfunktionsstörungen)

Die Nieren bilden das Hormon Erythropoïetin (Epo genannt). Es stimuliert im Knochenmark die Bildung roter Blutkörperchen. Bei schweren Nierenerkrankungen, die mit einer Einschränkung der Nierenfunktion einhergehen, ist auch die Bildung dieses Hormons Erythropoïetin vermindert. Jede schwerere chronische Nierenerkrankung führt dadurch zu einer verminderten Bildung roter Blutkörperchen im Knochenmark, ohne daß das Knochenmark selbst erkrankt ist. Man spricht von einer „renalen Anämie".

Da sich diese Anämie allmählich entwickelt und meist kein sehr kritisches Ausmaß annimmt, lernen es die Patienten, damit zu leben. Dialysebehandlung (Blutwäsche) kann die Anämie gelegentlich bessern. Falls die Symptome der renalen Anämie den Patienten stark beeinträchtigen, kann ihm heute durch eine ursächliche Behandlung mit gentechnologisch hergestelltem Erythropoïetin geholfen werden. Die Behandlung einer renalen Anämie mit Erythropoïetin sollte durch einen erfahrenen Arzt erfolgen, da eine zu rasche Zunahme des Blutfarbstoffs (durch zu intensive Behandlung mit Erythropoïetin) gelegentlich sehr hohe Blutdruckwerte hervorrufen kann.

■ Anämie in der Schwangerschaft

In den Spätstadien jeder Schwangerschaft kommt es zu einem leichten Abfall des roten Blutfarbstoffs. Diese sogenannte „Schwangerschaftsanämie" ist keine krankhafte Störung und daher nicht behandlungsbedürftig.

Gelegentlich aber kann sich während einer Schwangerschaft eine Anämie entwickeln, die das Ausmaß der erwähnten „Schwangerschaftsanämie" deutlich überschreitet. Ursächlich liegt dann meist ein Eisenmangel oder ein Folsäuremangel vor. Deshalb ist insbesondere bei rasch aufeinanderfolgenden Schwangerschaften die vorsorgliche orale Einnahme von Eisen und Folsäure sinnvoll. Selten sind schwangerschaftsspezifische Erkrankungen (sogenannten Gestosen), die sich dann auch in einer Anämie äußern können. Es ist die Aufgabe des Frauenarztes, während der regelmäßigen Schwangerschaftsuntersuchungen solche Zustände rechtzeitig zu erkennen bzw. weitere Diagnostik zu veranlassen.

Die Thrombose ist eine örtliche Gerinnselbildung (Thrombus) innerhalb eines Blutgefäßes, die nicht der Blutstillung dient, sondern die Blutströmung behindert. Es handelt sich also um eine Gerinnselbildung „am falschen Ort". Dabei ist zwischen Thrombophlebitis und Venenthrombose zu unterscheiden: Thrombophlebitis betrifft die oberflächlichen Venen und bringt wenig Komplikationen mit sich, während die Phlebothrombose die tiefen Venen befällt und immer mit der Gefahr einer Lungenemobilie verbunden ist. Daß es auch arterielle Thrombosen gibt, sei hier nur der Vollständigkeit halber erwähnt.

Siebzig Prozent der Thrombosen beginnen in den klappenlosen und erweiterten Wadenmuskelvenen. Weiter ist der Bereich der Beckenvenen Schwerpunkt einer Thrombosebildung. Eine Thrombose entsteht häufig nach größeren, länger dauernden chirurgischen Eingriffen, nach orthopädischen Operationen im Knie- und Hüftgelenk, nach urologischen und nach gynäkologischen Operationen. Bei Polytraumen sind ältere Patienten besonders gefährdet, ferner auch Patienten mit Herzinsuffizienz und Herzrhythmusstörungen sowie immobilisierte Patienten. Die heute so häufigen „Flugzeugthrombosen" („economy class syndrome" oder „Reisethrombose") sind die Folge der Verlangsamung oder Stauung des Blutflusses in der durch Sitzhaltung abgeknickten Kniekehlenvene (Vena poplitea).

Diagnose

Solange der Thrombus im Blutstrom flottiert, d.h. von Blut umspült ist, aber noch an der Gefäßwand haftet, ist die Diagnose unsicher. Die Patienten klagen über „Muskelkater". Die Körpertemperatur ist leicht erhöht, der Puls beschleunigt. Bei beginnender Beckenvenenthrombose sieht man eine leichte Blauverfärbung des Beines im Stehen. Hat der Thrombus das Gefäß auf einer weiten Strecke verschlossen, schwillt das betroffene Bein an. Dieses ist bereits ein Spätzeichen. Der klinische Befund muß nun sofort mit Hilfe diagnostischer Verfahren abgesichert werden.

■ Phlebographie

Die Phlebographie ist die Röntgendarstellung der Becken- und Beinvenen einschließlich der Wadenmuskel- und Fußsohlenvenen mit Hilfe eines Kontrastmittels, das vor der Röntgenaufnahme in eine periphere Vene gespritzt wird. Auf dem Röntgenbild erkennt man, wo das zum Herzen zurückfließende, kontrastmittelhaltige venöse Blut auf Hindernisse (Thrombus, Gefäßverengung) trifft.. Die Methode ist verläßlich und leicht durchführbar.

■ Venenverschlußplethysmographie

Diese Methode mißt Veränderungen des Rückstroms von venösem Blut und des Umfangs der Venen. Von einer speziell geschulten Fachkraft durchgeführt, liegt die Treffsicherheit bei etwa 90 Prozent. Diese Untersuchung kann auch ambulant erfolgen.

■ Duplexsonographie

Bei dieser auch als Angiodynamographie bezeichnete Ultraschalluntersuchung wird die Richtung des Blutstromes in bezug auf den Schallkopf durch unterschiedliche Farben sichtbar gemacht.

Komplikationen einer Venenthrombose

Die nicht rechtzeitig erkannte Thrombose hat mit mehr als 20 Prozent eine hohe Lungenembolierate. Selbst unter einer Lyse- oder Heparinbehandlung ist mit einer Häufigkeit von 4 bis 8 Prozent zu rechnen. Tödliche Lungenembolien treten in 1 bis 2 Prozent der Fälle auf. Entscheidend ist daher die Thrombembolieprophylaxe.

Prophylaxe der Venenthrombose und der Thromboembolie

■ Allgemeine Maßnahmen

Verschaffen Sie sich bei langen Reisen im Flugzeug, mit dem Auto oder im Bus immer wieder Bewegung, indem Sie – sofern möglich – aufstehen und umhergehen bzw. Pausen einlegen und gründlich nutzen. Spannen und entspannen Sie abwechselnd die Muskeln der Ober- und Unterschenkel, des Bauchs und des Gesäßes. Beugen und strecken Sie die Fußgelenke. Diese Gymnastik läßt sich im Sitzen wie im Stehen ausführen. Trinken Sie reichlich, am besten Mineralwasser. Falls Sie stärker thrombosegefährdet sind, kann das Tragen von Stützstrümpfen während der Reise nützlich sein. Fragen Sie Ihren Arzt um Rat!

Zur Verhütung einer Thrombose bzw. Thromboembolie bei Kranken, die das Bett hüten müssen, zählen ebenfalls Kompressionsstrümpfe. Nötigenfalls werden außerdem die Beine höhergelagert.

■ Medikamentöse Prophylaxe

Die Thrombembolieprophylaxe in der Klinik betrifft in erster Linie bettlägerige, immobilisierte Patienten. Sie ist indiziert bei größeren chirurgischen Eingriffen, ferner bei bettlägerigen Patienten nach Myokardinfarkt, bei Herzinsuffizienz und nach einem Schlaganfall. Bei stationär behandelten Patienten beginnt die Therapie bereits vor der Operation. Sie endet mit der vollständigen Mobilisation, in der Regel nach 7 bis 14 Tagen. Die Antikoagulation mit niedrig dosiertem Heparin ist die wirksamste Thrombembolieprophylaxe.

Unfraktioniertes Heparin. Diese auch Standard-Heparin genannten Medikamente (Liquemin®, Calciparin®) werden 2 Stunden vor der Operation in einer Dosis von 5 000 I.E. subkutan injiziert und anschließend 2- bis 3mal täglich je 5 000 I.E. mindestens über 7 Tage.

Niedermolekulare Heparine. Sie unterscheiden sich in ihren pharmakologischen Eigenschaften und in ihrer klinischen Wirksamkeit. Die Dosis liegt für Certiparin (Mono Embolex® NM) bei 18 mg subkutan oder für Nadroparin (Fraxiparin®) bei 36 mg subkutan 2 Stunden vor der Operation und ab dem ersten postoperativen Tag einmal täglich morgens. Gegenüber dem mehrfach zu applizierenden unfraktionierten Heparin hat sich die einmalige tägliche Gabe von niedermolekularem Heparin als vorteilhaft erwiesen. Gerinnungskontrollen sind nicht notwendig, da niedrige Heparindosen die partielle Gerinnungszeit nicht verlängern.

■ Medikamentöse Therapie der Venenthrombose

■ **Heparin.** Zur frühzeitigen Hemmung der Gerinnung (Antikoagulation) ist die Gabe von Heparin (Liquemin®, Calciparin®) angezeigt. Heparin ist das Mittel der ersten Wahl. Es hat einen schnellen Wirkungseintritt, es verhindert das Weiterwachsen des Thrombus und erleichtert den körpereigenen Abbau des Gerinnsels durch Fibrinolyse (Spontanfibrinolyse). Die Therapie beginnt mit 5000 I.E. Standard-Heparin intravenös, anschließend 700–2000 I.E. pro Stunde als Infusion unter Kontrolle der Thromboplastinzeit (Quick-Wert). Nach 4–8 Behandlungstagen wird die Therapie überlappend mit einem oralen Cumarinpräparat (z.B. Marcumar®) weitergeführt.

Da die Wirkung der Cumarine (Vitamin K-Antagonisten) verzögert eintritt, wird das Heparin erst abgesetzt, nachdem der Quick-Wert 30 Prozent der normalen Gerinnungszeit erreicht hat, das ist nach 4 bis 5 Tagen. Je nach Indikation wird die Therapie über 3 bis 12 Monate oder, bei Rezidivthromben oder genetisch bedingten Gerinnungsstörungen, noch länger fortgeführt.

■ **Fibrinolytika.** Fibrinolyse ist die Auflösung des Fibringerinnsels durch das körpereigene Enzym Plasmin. Diese Spontanfibrinolyse kann beschleunigt werden, in dem man das Plasminogen, die Vorstufe des Plasmins, durch Streptokinase oder Urokinase therapeutisch aktiviert.

■ **Streptokinase.** Streptokinase wird aus hämolysierenden (rote Blutkörperchen auflösenden) Streptokokken gewonnen. Sie ist ein bakterielles Eiweiß mit immunogenen (Immunität bewirkenden) Eigenschaften. Deswegen ist die Dauer der Therapie auf 7 Tage begrenzt. Patienten mit vorausgegangenen Streptokokkeninfektionen sind von der Therapie mit Streptokinase ausgeschlossen, weil sie Antikörper gegen Streptokinase gebildet haben.

Dosierung. Bei konventioneller Dosierung werden einleitend 500000 I.E. Streptokinase in 50 ml physiologischer (0,9%) Kochsalzlösung innerhalb von 30 Minuten infundiert. Die Erhaltungsdosis beträgt 100000 I.E. pro Stunde und die Behandlungsdauer maximal 6 Tage. Der Arzt wird die Kontraindikationen und Nebenwirkungen ausführlich mit

Ihnen besprechen. Die gefährlichste Nebenwirkung der Streptokinase ist eine Überempfindlichkeitsreaktion vom Soforttyp, die mit Sofortmaßnahmen nach der sog. AABC-Regel (*Adrenalin, Antihistaminika, Bronchospasmolytika* und *Corticoide*) zu behandeln ist.

■ **Urokinase.** Die Urokinase wird aus menschlichem Urin („Uro-") oder aus Zellkulturen von menschlichen Nieren gewonnen. Gegen Urokinase werden keine Antikörper gebildet. Sie verursacht daher keine allergischen oder Überempfindlichkeitsreaktionen. Sie kann wiederholt und ohne zeitliche Begrenzung gegeben werden.

Dosierung. Initial werden 250 000 I.E. intravenös innerhalb von 30 Minuten gegeben, die Erhaltungsdosis liegt bei 80 000 bis 120 000 I.E. pro Stunde und wird je nach klinischem Erfolg über 5 bis 10 Tage verabreicht. Neben dieser konventionellen Dosierung werden bei tiefen Venenthrombosen 250 000 bis 600 000 I.E. über 10 bis 20 Minuten und eine Erhaltungsdosis von 40 000 bis 100 000 I.E. pro Stunde empfohlen.

Standard-Heparine	Niedermolekulare Heparine

Liquemin® N 5000 I.E.
(Heparin-Natrium) 7500 I.E.
10000 I.E.
25000 I.E.
100000 I.E.
Ampullen/Injektionslösung

Fraxiparin® (Nadroparin-Calcium)
Injektionslösung mit 1900 I.E.
2850 I.E.
3800 I.E.
5700 I.E.
7600 I.E.
9500 I.E.

Calciparin® 7500 I.E.
(Heparin-Calcium) 25000 I.E.
Injektonslösung

Mono-Embolex® NM
Mono-Embolex® Multi
Mono-Embolex® PEN
(Certiparin-Natrium)
Ampullen, Fertigspritzen, Durchstechflaschen
1 Einzeldosis entspricht 18 mg des internationalen Standards für Heparin niedriger Molekularmasse

Cumarinderivate	Fibrinolytika

Marcumar® (Phenprocoumon)
Tabelle mit 3 mg Wirkstoff

Streptase® 100000 I.E.
(Streptokinase) 250000 I.E.
750000 I.E.
1500000 I.E.
Flasche mit Trockensubstanz

Phenprocoumon-ratiopharm®
Tabletten mit 3 mg Wirkstoff

Urokinase 10000 I.E.
50000 I.E.
100000 I.E.
250000 I.E.
Injektionsflasche

Rheumatische Erkrankungen und Arthrose

Das Bindegewebe ist die Grundsubstanz des Bewegungsapparates und des Halte- und Stützapparates. Da das Bindegewebe überall im Organismus verteilt ist, kann das klinische Bild der Erkrankung sehr unterschiedlich sein, je nachdem ob Bänder, Sehnen, Bindehaut und Hornhaut des Auges, Herzklappen, die bindegewebige Umhüllung des Herzens (Perikard oder Herzbeutel) und der Lunge (Pleura oder Brustfell) entzündlich erkrankt sind.

Rheumatoide Arthritis

Die rheumatoide Arthritis (RA) oder chronische Polyarthritis (cP) ist die häufigste entzündliche Gelenkerkrankung. Betroffen sind ca. ein Prozent der Bevölkerung. Die Krankheit tritt gehäuft zwischen dem 35. und 50. Lebensjahr auf, wobei Frauen etwa dreimal häufiger erkranken als Männer. Die RA ist eine Systemerkrankung, ausgelöst möglicherweise durch Bakterien, Viren, oder sogen. Autoantigene im Organismus, die als fremd gedeutet werden (Autoaggressionskrankheit). Es wird eine Krankheitsanfälligkeit vorausgesetzt, bei der es zu einer Stimulation der T-Lymphozyten kommt. Diese Reaktion setzt Zytokine frei. Zytokine sind Mediatoren, die Zellen animieren, u.a. verschiedene Enzyme zu bilden. Zellen des Bindegewebes beginnen daraufhin zu wuchern, dringen schließlich in Knorpel und Knochen ein und zerstören sie. Ferner können immunkomplexvermittelte Gefäßveränderungen im Vordergrund stehen, die mit Rheumaknoten einhergehen, und Perikard und Pleura einbeziehen. Im Endstadium der Erkrankung sieht man im Röntgenbild knöcherne Überbrückungen der Gelenkkörper, die sehr häufig zur Invalidität führen.

■ Diagnose

Anhand bestimmter Krankheitssymptome läßt sich mit hoher Wahrscheinlichkeit die Verlaufsform der RA bestimmen. Wichtige Kriterien sind:

- die bisherige Dauer der Symptome bei der Erstuntersuchung: weniger, gleich oder mehr als sechs Wochen bzw. sechs Monate,
- die eine Stunde oder länger anhaltende Morgensteifigkeit, häufig ein Frühsymptom,
- Arthritis in mindestens drei Gelenken,
- positiver Rheumafaktor und positiver anti-CRP Antikörper,
- radiologisch gesicherte Erosionen (Schädigungen) an Gelenken der Hände und/oder Füße.

Schmerzen und die Einschränkung der Beweglichkeit in bestimmten Gelenken führen die Betroffenen zum Arzt. Der Arzt wird sie aufklären, daß der Verlauf der RA sehr unterschiedlich sein kann, der Krankheitsprozess schubweise fortschreitet, aber auch spontane Remissionen oder Verschlechterungen auftreten können. Das Dilemma besteht darin, daß auch die Wirksamkeit der Therapie im Einzelfall nicht voraussagbar ist.

■ Therapieziele

Die Behandlung sollte so früh wie möglich beginnen. Vorrangige Ziele sind: die Gelenke über eine möglichst lange Zeit beweglich zu erhalten, bleibenden Behinderungen vorzubeugen und natürlich die Schmerzen zu lindern. In vielen Fällen ist eine Langzeittherapie notwendig. Daher muß besonders auf die Verträglichkeit der Medikamente geachtet werden. Die Arzneitherapie begleiten physikalische Maßnahmen wie Wärme- und Kälteanwendung und psychosoziale Betreuung.

■ Die Wahl der geeigneten Medikamente und ihre Anwendung

Bei der RA sind nichtsteroidale Entzündungshemmer (Antiphlogistika) bis heute ein wesentlicher Bestandteil des Behandlungskonzeptes. Glukokortikoide sind wegen ihrer Nebenwirkungen nur begrenzt anwendbar. Basistherapeutika als krankheitsmodulierende Arzneistoffe sind bei schwerem Krankheitsverlauf indiziert.

■ **Nichtsteroidale Antirheumatika (NSAR).** Nichtsteroidale Antirheumatika oder Antiphlogistika sind Hemmstoffe der Prostaglandinsynthese, an der zwei Enzyme, die Zyklooxygenase 1 (COX-1) und die Zyklooxygenase 2 (COX-2), wesentlich beteiligt sind. Prostaglandine sind hormonähnliche Substanzen, die in allen Organen und Organsystemen des menschlichen Körpers gebildet werden und vielfältige Aufgaben wahrnehmen. Sie schützen z. B. Organe und Zellen vor krankmachenden Belastungen. Sie können aber auch Schmerz und Entzündungen hervorrufen. Während COX-1 eine Schutzfunktion hat, entsteht COX-2 in allen belasteten Geweben, bei Infektionen und Fieber, ferner bei Traumatisierungen des Gewebes. Es löst die Schmerzreaktion aus. Neben den altbewährten Antirheumatika wie z. B. Diclofenac, Ibuprofen, Ketoprofen u.a. gibt es seit einiger Zeit zwei spezifische selektive COX-2 Hemmer, das Celecoxib (Celebrax®) und das Rofecoxib (Vioxx®). Beide als Coxibe bezeichneten Arzneistoffe sind für Arthroseschmerzen und chronische Polyarthritis bzw. für leichte bis mittelschwere Schmerzen und Arthrose zugelassen.

Dosierung. NSAR werden in unterschiedlichen Dosierungen verordnet. Bei dem am häufigsten eingesetzten Diclofenac (Voltaren®) liegt die Tagesdosis zwischen 50 und 150 mg, für Ketoprofen (Orudis®) zwischen 150 und 300 mg und für Ibuprofen (IbuTAD®) zwischen 600 und 1200 mg. Wegen der unterschiedlichen Konzentrationsverläufe im Blut wird für Celecoxib (Celebrax®) eine zweimal tägliche Einnahme empfohlen, während bei Rofecoxib (Vioxx®) eine Einzelgabe täglich genügt. Die Tagesdosen liegen zwischen 100 und 400 mg bzw. zwischen 25 und 50 mg.

Nebenwirkungen. Ein Nachteil aller NSAR ist, daß sie je nach Empfindlichkeit des Patienten, Dosierung und Behandlungsdauer Magen und Darm schädigen können. In den USA werden jährlich mehr als 6 Millionen NSAR-Rezepte ausgestellt. Dies hat zur Folge, daß etwa 100 000 Patienten wegen gastrointestinaler Nebenwirkungen ein Krankenhaus aufsuchen. Bei 10 500 der Patienten waren die gastrointestinalen Blutungen tödlich. Der Arzt ist sich des erheblichen Blutungsrisikos bewußt und wird durch gezielte Wahl des Präparates durch eine ausreichende Dosierung nach dem Grundsatz: nicht mehr als nötig und so wenig wie möglich handeln. Jede Störung im Bereich des Oberbauches, die mit Völle- und Druckgefühl, Schmerzen und Übelkeit einhergeht, ist ernst zu nehmen und muß Anlaß sein, den Arzt aufzusuchen.

Nach der Einnahme von Coxibe fanden sich bei Patienten, deren Anamnese keine Magengeschwüre aufwies, etwa so viele Geschwüre (Ulzera) und Schleimhautdefekte (Erosionen) wie unter Placebo. Bislang traten bei Patienten in England, in der Schweiz und in den USA keine überraschenden und gefährlichen Nebenwirkungen auf. Oberbauchbeschwerden (Dyspepsien) sind aber nicht gänzlich auszuschließen. Ihr Arzt wird Sie vor Beginn der Behandlung darauf hinweisen, damit Sie nicht etwa das Medikament eigenmächtig absetzen. Ferner ist auf Wasser- und Salzretention infolge einer Störung der Nierenfunktion zu achten. Mit Coxibe sollten nach Möglichkeit keine ACE-Hemmer und Diuretika eingenommen werden. Die selektiv wirkenden Coxibe sind auch bei Patienten gerechtfertigt, die aus prophylaktischen Gründen bei koronarer Herzkrankheit ASS (Acetylsalicylsäure) einnehmen.

■ **Glukokortikoide.** Glukokortikoide zählen zu den Steroidhormonen. Sie werden in der Nebennierenrinde gebildet. Bei der Verordnung von Nebennierenrindenhormonen, z. B. Prednison oder Prednisolon, steht der Arzt immer vor einer schwierigen Entscheidung. Auf der einen Seite muß er die Zerstörung der Gelenke und die Schmerzen bekämpfen und auf der anderen Seite schwerwiegende Nebenwirkungen vermeiden. Verordnet werden Glukokortikoide als Stoßtherapie und als Niedrigdosistherapie.

Dosierung. Bei akuten Schüben der Arthritis und Mitbeteiligung anderer Organe werden 30 bis 60 mg Prednison oral gegeben, nach Möglichkeit zwischen 6 und 8 Uhr morgens. Da dies die Zeitspanne der maximalen körpereigenen Kortisolkonzentration ist, genügt eine relativ geringe Medikamentendosis. Bei Abklingen der Entzündungserscheinungen kann dann nach 1 bis 2 Wochen die Dosis reduziert werden.

Bei der Niedrigdosistherapie werden, ebenfalls früh morgens, 2,5 bis 7,5 mg Prednison eingenommen. Diese Dosis liegt unterhalb der Nebenwirkungsschwellendosis. Auch diese Therapieform ist immer zeitlich begrenzt.

Neben diesen beiden Applikationsformen gibt es noch die intraartikuläre Lokaltherapie, bei der z. B. Prednisolon in einer Dosis von 10 bis 25 mg in das erkrankte Gelenk gespritzt wird. Der Arzt wird abwägen, welche Behandlungsweise für Sie zweckmäßig ist, und Sie über Sinn und Zweck der lokalen Anwendung aufklären.

Nebenwirkungen. Körpereigene Hormone regeln ihre Produktion nach Bedarf. Wird dem Körper längerfristig mehr als die Hormondosis zugeführt, die noch keine Nebenwirkungen verursacht (Schwellendosis), dann produziert die Nebennierenrinde immer weniger Kortisol. Wenn dann das Medikament z. B. eigenhändig abgesetzt wird, tritt ein relativer Kortisolmangel ein, und der Körper kann in Streßsituationen nicht mehr angemessen reagieren. Übelkeit, Schwindel und Benommenheit, Müdigkeit, Kopf- und Muskelschmerzen sind die Folge. Diese Situation kann sich so verschlechtern, daß Sie sich total erschöpft fühlen. Schlimmstenfalls brechen die Kreislauffunktionen unter Blutdruckabfall zusammen. Um diesem Risiko vorzubeugen, wird ausschleichend dosiert, d. h. die Dosis wird schrittweise reduziert.

Mit einer Glukokortikoidtherapie können spezifische Nebenwirkungen auftreten. Je nach Dosis und Dauer der Medikation können der Appetit und damit das Gewicht zunehmen. Das Gesicht kann sich in typischer Weise bis zu einem „Vollmondgesicht" verändern. Die Haut wird dünner, auch eine Akne kann auftreten (Steroidakne). Ebenso kann sich der Blutzuckerspiegel verändern. Er muß deswegen regelmäßig kontrolliert werden, um die Entwicklung eines Diabetes rechtzeitig zu erkennen. Es empfiehlt sich auch eine Osteoporoseprophylaxe durch Calcium und Vitamin D nach Absprache mit dem Arzt.

■ **Basistherapeutika.** Um Gelenkschäden und Funktionseinbußen zu vermeiden, werden frühzeitig Basistherapeutika einzeln oder in Kombination verordnet. Sie werden auch als krankheitsmodulierende Substanzen bezeichnet. Zu dieser heterogenen Gruppe von Arzneimitteln gehören u. a. Chloroquin (Resochin®) und Hydroxychloroquin (Quensyl®), Sulfasalacin (Azulfidine®), Goldsalze (Ridaura®) und D-Penicillamin (Metalcaptase®). Immunsupressiv wirkt das Zytostatikum Methotrexat (Lantarel®), ein Folsäurederivat, das bei der fortschreitenden rheumatoiden Arthritis häufig als erstes Arzneimittel zur Induktion der Remission eingesetzt wird. Obwohl es zellschädigend wirken kann, hat es bei einer Dosis von 7,5 bis 15 mg pro Woche relativ wenige Nebenwirkungen. Neben dem Blutbild müssen die Leber- und Nierenfunktion während der Therapie regelmäßig überwacht werden. In der Schwangerschaft ist Methotrexat kontraindiziert.

Seit kurzem können auch Hemmstoffe des Tumor-Nekrose-Faktors-alpha (TNF-Blocker) verordnet werden. TNF-alpha ist ein Zytokin. Es verursacht entzündliche Reaktionen und aktiviert Entzündungsprozesse. Als TNF-Blocker stehen Infliximab (Remicade®) zur Infusionstherapie alle 8 Wochen und Etanercept (Enbrel®) als Injektion zweimal pro Woche zur Verfügung.

Nach den Empfehlungen der Deutschen Gesellschaft für Rheumatologie sollen TNF-alpha-Blocker nur von einem Arzt eingesetzt werden, der Erfahrungen in Diagnostik und Therapie der chronischen Polyarthritis hat, und nur dann,

■ wenn eine aktive Form der Erkrankung besteht,

■ wenn sichergestellt ist, daß der Krankheitszustand dokumentiert wird,

■ wenn keine akuten oder chronischen Infektionen gleichzeitig bestehen und

■ wenn mit zwei Basistherapeutika, darunter Methotrexat, mindestens sechs Monate lang ohne ausreichenden Erfolg behandelt worden ist.

Basistherapeutika haben den großen Vorteil, daß sie nicht nur die Symptome des Patienten lindern. Sie sind entscheidend für den weiteren Verlauf der Krankheit.

Arthrose

Die Arthrose ist die am häufigsten vorkommende Gelenkerkrankung des Menschen. Fast jeder, der das 70. Lebensjahr überschritten hat, ist davon betroffen. Die Krankheit manifestiert sich vornehmlich an den Knie- und Hüftgelenken. Die Krankheit wird auch Osteoarthritis genannt, weil sehr oft entzündliche mit nicht entzündlichen Episoden abwechseln. Sie darf nicht nur als Alterungsprozeß verstanden werden. Offenbar wird sie durch Kombination mehrerer Faktoren ausgelöst. Mechanische Ursachen spielen sicherlich eine große Rolle, z. B. die durch körperliche Belastung entstehende Hüftarthrose des Landwirts oder die Kniearthrose des Fliesenlegers. Als Ursachen diskutiert werden ferner Ernährung, Stoffwechselstörungen sowie genetische und toxische Faktoren.

■ Diagnose

Die Erkrankten leiden unter Bewegungs- und Spontanschmerzen, die ihre Gelenkfunktionen zunehmend einschränken. Man vernimmt Reibegeräusche, z. B. bei Bewegungen der Kniegelenke. Häufig bemerkt der Patient auch, daß die Gelenke dicker werden oder sich (zu) warm anfühlen.

Im Röntgenbild sieht man typische morphologische Veränderungen, die eine mehr oder minder ausgeprägte Zerstörung des Gelenkknorpels und der Knochensubstanz anzeigen. Bei Kniearthrose z. B. ist der Gelenkspalt verschmälert.

■ Therapie

Ziele der Therapie sind die Erhaltung der Gelenkfunktionen und die Linderung der Schmerzen. Im Vordergrund stehen Wärmeanwendungen, Massagen, Bewegungstherapie und Schutz gegen Kälte. Gelenkentlastung durch Gewichtsabnahme kann im Einzelfall für den Verlauf der Krankheit mitentscheidend sein. Der Arzt ist ferner bemüht, Fehlstellungen der Gelenke aufzuspüren und zu korrigieren.

Zur Medikation werden im allgemeinen kurzwirkende nichtsteroidale Antiphlogistika verordnet, wie z. B. Diclofenac (Voltaren®). Die arthrotischen Prozesse können aber dadurch nur selten eingedämmt werden. Verzichten Sie auf Rheumasalben, denn sie halten nicht das, was man sich von ihnen verspricht. Wegen der nur geringen Resorption über die Haut sind sie kaum wirksamer als ein Placebopräparat.

Bei starken Entzündungsreaktionen und heftigen Schmerzen kann der Arzt auch versuchen, 10 bis 25 mg Prednisolon oder 5 bis 10 mg Triamcinolon (Glukokortikoid) intraartikulär zu injizieren. Die beiden COX-2-Hemmer Celecoxib und Rofecoxib sind auch für eine Langzeittherapie der Arthrose geeignet. Für den älteren Patienten, den die Arthrose plagt, steht damit eine besser verträgliche Alternative zur Verfügung.

Nichtsteroidale Antiphlogistika	Glukokortikoide	Basistherapeutika
Zyklooxygenase, nichtselektive	**Prednison** (Decortin®)	**Chloroquin** (Resochin®)
■ **Ibuprofen** (Ibuprofen Klinge®) Filmtabletten mit 400 mg und 600 mg Wirksubstanz	Tabletten mit 1/5/20 und 50 mg Wirksubstanz	Tabletten mit 50 mg und 155 mg Wirksubstanz
■ **Ketoprofen** (Orudis®) Kapseln mit 50 mg und 100 mg Wirksubstanz	**Prednisolon** (Solu-Decortin H®) Ampullen mit 10/25/50 und 100 mg	**Hydroxychloroquin** (Quensyl®) Dragee mit 155 mg Wirksubstanz
■ **Diclofenac** (Voltaren®) Dragees mit 25 mg und 50 mg Wirksubstanz	Wirksubstanz RG	**Sulfasalacin** (Azulfidine®) Filmtabletten mit 500 mg Wirksubstanz
Zyklooxygenase, selektive		**Goldsalze** (Ridaura®) Filmtabletten mit 3 mg Wirksubstanz
■ **Rofecoxib** (Vioxx®) Tabletten mit 12,5 mg und 25 mg Wirksubstanz		**D-Penicillamin** (Metalcaptase®) Filmtabletten mit 150 mg und 300 mg Wirksubstanz
■ **Celecoxib** (Celebrax®)		**Methotrexat** (Lantarel®) Tabletten mit 2,5/7,5 und 10 mg Wirksubstanz
		Infliximab (Remicade®) Konzentrat mit 100 mg Wirksubstanz zur Herstellung einer Infusionslösung

Der Kopfschmerz ist ein Grundphänomen der menschlichen Lebensart und wird von den Betroffenen entweder als Befindlichkeitsstörung oder als krankhaft empfunden. Dies führt von Seiten des Patienten häufig zu einer unkritischen Anwendung nicht medikamentöser Heilverfahren und von Seiten des Arztes zu unreflektierter Verschreibung von Schmerzmitteln über längere Zeiträume.

Nach der internationalen Kopfschmerzgesellschaft werden zwei Gruppen von Kopfschmerzformen unterschieden; nämlich primäre Kopfschmerzen, bei denen der Kopfschmerz das primäre Symptom ist und nicht auf eine strukturell definierte Krankheit zurückzuführen ist, und sekundäre Kopfschmerzen (z.B. infolge Läsion des Gehirns, Gefäßerkrankungen, Schädelhirn-Trauma, Infektionen, Tumoren u.a.). Bei letzteren ist zuerst die Grundkrankheit zu behandeln.

Primäre Kopfschmerzen (direkt)

■ Spannungskopfschmerz

Bei akutem Spannungskopfschmerz besteht über Stunden und Tage ein Schmerz von drückendem und dumpfem Charakter im gesamten Kopfbereich, meistens von geringer Intensität. Man unterscheidet zwischen einem akuten Kopfschmerz und einem chronischen Kopfschmerz, der mehr als ein halbes Jahr besteht.

■ Migräne

Bei Migräne ist der Kopfschmerz pochend und stechend, in 60 Prozent der Fälle halbseitig, sonst im gesamten Kopfbereich. Er beginnt in den frühen Morgenstunden mit Verstärkung bei körperlicher Aktivität.

Typische Begleitsymptome sind Übelkeit und Erbrechen, Lärm- und Lichtempfindlichkeit. Es besteht ein Krankheitsgefühl. 10 bis 20 Prozent der Patienten geben Sehstörungen an. Die anfallsartig auftretenden Schmerzen können Stunden bis drei Tage andauern.

Therapieziele bei primären Kopfschmerzen

Vorrangiges Therapieziel ist es, die Intensität des Kopfschmerzes zu verringern und damit die Lebensqualität im Alltag des Patienten zu verbessern. Im Vordergrund steht zunächst das ärztliche Gespräch über die Lebensumstände und die auslösenden Faktoren. Behandlungsstrategien zielen zunächst auf nicht medikamentöse Heilverfahren, wie z. B. Entspannungstechniken, Ausdauersport und psychotherapeutische Maßnahmen. Der Nutzen von Massagen, Chirotherapie, Akupunktur, transkutaner Nervenstimulation ist umstritten, da bislang keine prospektiven Studien vorliegen.

Die Wahl der geeigneten Arzneimittel und ihre Anwendung

Bei der Behandlung des akuten Spannungskopfschmerzes stehen dem Arzt nur zwei Medikamente, nämlich Paracetamol und Acetylsalicylsäure (ASS) zur Verfügung. Das nichtsteroidale Antiphlogistikum Ibuprofen hat eine schwächere analgetische Wirkung. Nichtsteroidal bedeutet, daß eine Substanz chemisch nicht wie ein Hormon (z. B. Kortison) strukturiert ist, folglich auch nicht dessen Nebenwirkungen verursacht. Ibuprofen ist ein nichtsteroidales Antirheumatikum, das vor allem antiphlogistisch, d. h. entzündungshemmend wirkt. Bei Paracetamol und ASS ist die schmerzlindernde, d. h. analgetische Wirkung stärker. Paracetamol und ASS reduzieren die Kopfschmerzintensität aber um 30 bis 50 Prozent. Am Kopfschmerz erweist sich das therapeutische Dilemma bei der Behandlung eines Urphänomens des menschlichen Daseins.

Trotz „High-Tech-Medizin" ist es uns bis heute nicht gelungen, wirkungsvolle Arzneimittel gegen den Kopfschmerz zu entwickeln.

Die Einzeldosierung von Paracetamol und Acetylsalicylsäure beträgt je 500 bis 1000 mg, die maximale Tagesdosis sollte 2000 mg nicht überschreiten, da diese Medikamente die Leber bzw. die Magenschleimhaut angreifen.

Bei chronischem Kopfschmerz sollten Analgetika nicht regelmäßig gegeben werden, denn sie können den Schmerz unterhalten. Hier bleibt dem Arzt nur die Wahl, auf Antidepressiva zurückzugreifen, wobei Amitriptylin und Amitriptylinoxid Mittel der ersten Wahl sind. Das Ziel ist, die Schmerzschwelle anzuheben. Auch bei niedriger Dosierung ist das mögliche Auftreten gravierender Nebenwirkungen (z. B. Kardiotoxizität) therapienah zu überwachen.

Bei Behandlung der Migräne wird zwischen der Akuttherapie und der Migräneprophylaxe unterschieden, sofern monatlich mehr als drei Anfälle, regelmäßige Arbeitsunfähigkeit oder neurologische Ausfälle auftreten. Die Erfolgsquote liegt zwischen 30 bis 70 Prozent. Für die nichtmedikamentöse Behandlung gelten die oben aufgeführten Hinweise.

Bei den subjektiv als leicht empfundenen Migräneattacken ist die Wirksamkeit der Dopaminantagonisten Metoclopramid (Paspertin®) und Domperidon (Motilium®) belegt. Sie unterdrücken die Begleitsymptome Übelkeit und Erbrechen. Acetylsalicylsäure und Paracetamol mindern die Schmerzintensität. Das für den Migräneanfall heute nicht mehr zugelassene Metamizol (z. B. Novalgin®-Tropfen, 20–40 Tropfen als Einzeldosis) hat eine Lücke hinterlassen, die bislang nicht geschlossen werden konnte.

Für die Unterbrechung des schweren Migräneanfalls stehen Ergotalkaloide zur Verfügung, wenn die Therapie mit Analgetika erfolglos bleibt. Es handelt sich um Präparate aus dem Mutterkorn. Eine Maximaldosis von 3 mg/Tag sollte nicht überschritten werden. Alternativ stehen die 5-HT-Rezeptoragonisten (z. B. Sumatriptan) zur Verfügung. Verglichen mit den herkömmlichen Präparaten sind sie sehr teuer. Ist die Erstgabe wirkungslos, so ist jede weitere Verabreichung sinnlos. Ferner sind die Kontraindikationen koronare Herzkrankheit und Bluthochdruck zu beachten.

Für die Prophylaxe des Migräneanfalls ist die Medikamentenauswahl auf wenige Substanzen beschränkt. Mittel der ersten Wahl sind die Betarezeptorenblocker Propranolol und Metroprolol. Weiterhin können zur Anfallsprophylaxe Valproinsäure, Cyclandelat und Pizotifen versucht werden.

Arzneimittel und Dosierungen bei akutem und chronischem Spannungskopfschmerz

Indikation/Medikament	Einzeldosis mg	Maximale Tagesdosis mg
■ **Akuter Spannungskopfschmerz**		
Paracetamol (Treupel®)	500–1000	2000
Acetylsalicylsäure (Aspirin®)	500–1000	2000
■ **Chronischer Spannungskopfschmerz**		
Amitriptylin (Saroten®)	25–75 abends!	150
Amitriptylinoxid (Equilibrin®)	30–90 abends!	90

Medikamentöse Therapie des Migräneanfalls

Leichter Migräneanfall	Schwerer Migräneanfall	Vorbeugung des Migräneanfalls	
Metoclopramid 20 mg (Paspertin®)	**Ergotamintartrat** 1–2 mg (Migrexa®)	**Metoprolol** 50–150 mg (Beloc®)	**Dihydroergotamin** 1,5–6 mg (Dihydergot®)
Domperidon 20 mg (Motilium®)	**Sumatriptan** 25–100 mg (Imigran®)	**Propranolol** 80–160 mg (Dociton®)	**Lisurid** 3×0,025 mg (Cuvalit®)
Acetylsalicylsäure 500–1000 mg (Aspirin®)		**Flunarizin** 5–10 mg (Sibelium®)	**Pizotifen** 1–3 mg (Sandomigran®)
Paracetamol 500–1000 mg (Treupel®)		**Valproinsäure** 2×300 mg (Convulex®)	
		Cyclandelat 3×400 mg (Natil®)	

Nebenwirkungen von Kopfschmerz-Arzneimitteln

■ Paracetamol — toxische Hepatitis nach Dosen von mehr als 100 mg/kg/Tag, besonders bei Alkoholmißbrauch. Dauerhafte Nierenschädigung mit dem Risiko eines Nierenversagens.

■ Acetylsalicylsäure (ASS) — Magen-Darm-Geschwüre, Übelkeit, Erbrechen

■ Ergotamin
■ Dihydroergotamin — Übelkeit, Erbrechen, Angina pectoris periphere Durchblutungsstörungen

■ Sumatriptan — Übelkeit, Erbrechen, Angina pectoris, Herzarrhythmien und Herzinfarkt, epileptische Anfälle

■ Metoclopramid — Schlundkrämpfe, extrapyramidale Störungen

■ Metoprolol
■ Propranolol — niedriger Blutdruck, kalte Füße und Hände, Verlangsamumg der Herzschlagfolge

■ Lisurid — Übelkeit, Erbrechen, psychotische Symptome

■ Pizotifen — Sedierung, Gewichtszunahme, Mundtrockenheit, Tachykardie

■ Valproinsäure — Abfall der Thrombozyten, Haarausfall, ausgeprägte entzündliche Hautveränderungen, Tremor, Sedierung, Lebertoxizität

■ Cyclandelat — Übelkeit, Prickeln und Kribbeln

■ Amitriptylin
■ Amitriptylinoxid — Mundtrockenheit, Störungen und Akkomodation des Auges, schneller Herzschlag, Arrhythmien

Therapieziele

Schlafstörungen haben viele Ursachen. Auslöser sind in ca. 75 Prozent der Fälle neuropsychiatrische Krankheiten. Bei einem Viertel der Patienten ist jedoch die Schlaflosigkeit (Insomnie) eine eigenständige Störung. Könnte man diese Störung dauerhaft mit einem Schlafmittel behandeln, und zwar unter Herstellung der Leistungsfähigkeit bei Tage, wäre damit ein Idealziel erreicht. Dieses ist aber mit Benzodiazepinen nicht möglich. Hypnotika können also nur vorübergehend die Symptome lindern. Bei längerem Einsatz haben sie ein hohes Abhängigkeitspotential. In jedem Fall sollte die Ursache einer Schlafstörung genauestens eruiert werden. Im Falle einer psychophysiologischen Schlafstörung gehört eine spezifische Psychotherapie zwingend zum Behandlungsplan.

■ Wirkungsmechanismus von Benzodiazepinen

Einer der wichtigsten hemmenden Neurotransmitter im zentralen Nervensystem ist die Gamma-Aminobuttersäure, abgekürzt GABA. GABA öffnet die Kanälchen in der Nervenzellmembran, durch die Chlor-Ionen in die Zelle wandern können. Dadurch nimmt die Erregbarkeit der Zelle ab. Benzodiazepine fördern die Öffnung der Chlor-Kanälchen. Folge im Gehirn: Die Aktivität des Schlaf-Wach-Systems wird gehemmt und dadurch indirekt der Schlaf gefördert. Benzodiazepine wirken außerdem angstlösend, antikonvulsiv bei Epilepsie und muskelerschlaffend. Beim Abbau einiger Benzodiazepine entstehen in der Leber aktive Stoffwechselprodukte, z.B. aus Diazepam das mittellang wirkende Oxazepam.

■ Wahl des geeigneten Schlafmittels

Wegen der großen Zahl an Benzodiazepinen trifft jeder Arzt für sich eine Auswahl. Er sollte nicht mehr als zwei Präparate in sein Arzneimittelrepertoire aufnehmen, nämlich ein Präparat mit schnell einsetzender Wirkung und relativ kurzer Wirkungsdauer und ein mittellang wirkendes (s. Tabelle).

In jedem Einzelfall wird der Arzt mit der niedrigsten, gerade noch wirksamen Dosis beginnen. Jedes Benzodiazepin birgt bei längerer Behandlungsdauer ein erhebliches Risiko, zu Gewöhnung und Abhängigkeit zu führen, und ist daher nur zur vorübergehenden Behandlung geeignet, d. h. in der Regel 2 bis 4 Wochen bis maximal 6 Wochen.

Jeder Arzt, der Benzodiazepine verordnet, sollte von Anfang an in Absprache mit dem Patienten darauf hinarbeiten, die Medikamentenphase wieder zu beenden. Es gibt aber zweifellos Fälle, z. B. bei älteren Patienten, in denen eine Niedrigdosisabhängigkeit zu akzeptieren ist. Es ist nicht sinnvoll, ältere Patienten, die schon jahrelang ein Benzodiazepin nehmen, zu entwöhnen.

Benzodiazepine mit kurz dauernder und mittellang dauernder Wirkung und Dosierung

Name	Dosierung
■ **Kurzwirkende**	
Oxazepam (Adumbran®, Praxiten®)	10–20–30 mg
Midazolam (Dormicum®)	7,5–15 mg
Temazepam (Remestan®, Planum®)	10–20 mg
Loprazolam (Sonin®)	0,5–1 mg
■ **Mittellangwirkende**	
Bromazepam (Lexotanil®)	3–18 mg
Lorazepam (Tavor®)	1–3 mg
Alprazolam (Tafil®)	0,5–2 mg
Clotiazepam (Trecalmo®)	5–20 mg

Regeln für die Verordnung von Schlafmitteln

Der Sachverständigenausschuß der Bundesregierung hat die Ärzte aufgerufen, die von der Arzneimittelkommission erarbeiteten Verordnungsanweisungen zu befolgen. Danach sind folgende Punkte u. a. zu beachten:

■ Sorgfältige Indikationsstellung
■ Bei Abhängigkeitsanamnese keine Verschreibung von Benzodiazepinen
■ Kleinste Packungseinheit verordnen
■ Niedrigste, aber ausreichende Dosierung
■ Therapiedauer vorher mit dem Patienten besprechen
■ Bei Absetzen schrittweise die Dosis reduzieren, um Entzugssymptome wie Unruhe, Angst, Schlafstörungen, Delir- und Krampfanfälle zu vermeiden
■ Benzodiazepin-Verschreibungen sollten vom Arzt stets eigenhändig ausgefertigt werden.

■ Nebenwirkungen der Benzodiazepine

Benzodiazepine gehören zu den verträglichsten Arzneimitteln. Dennoch können folgende Nebenwirkungen auftreten: Benommenheit, Müdigkeit, Schläfrigkeit und Schwindelgefühl, Verwirrtheitszustände, insbesondere bei älteren Patienten, die nachts aufstehen müssen, ferner Muskelschwäche und Gangunsicherheit.

Psychisch Kranken wird eine wirksame Therapie aus Skepsis von Seiten des Patienten oder aus Furcht vor Medikamentenabhängigkeit häufig vorenthalten. Dem Patienten die Furcht vor einer medikamentösen Behandlung durch ein ausführliches Gespräch zu nehmen, steht am Beginn der Therapie. Die Pharmakotherapie vermag die als krankhaft erlebten Symptome zu bessern.

Vorrangiges Ziel der medikamentösen Therapie ist die akute symptomatische Besserung. Eine erfolgreiche Behandlung senkt die Suizidrate. Nach Verletzungen, Vergiftungen und Krebs ist der Suizid bei depressiven Patienten unter 45 Jahren die häufigste Todesursache. Da psychiatrische Erkrankungen häufig wiederkehren, ist bei psychotischen Störungen eine Therapie mit Neuroleptika, bei Depressionen und Angstkrankheiten mit Antidepressiva und bei manisch-depressiver Krankheit eine Rezidivprophylaxe mit Lithium über Monate bzw. Jahre notwendig. Symptomfreiheit kann auch ein höheres Maß an Lebensqualität bedeuten.

Neuroleptika

■ Therapieziele

Zielsymptome der Behandlung mit Neuroleptika sind Wahn und Halluzinationen, unabhängig von ihrer Entstehung. Vor Beginn der Behandlung steht eine sorgfältige diagnostische Klärung der so genannten produktiven Symptome wie Wahn, Halluzinationen und Störungen des Denkablaufs sowie der Minussymptome wie u. a. affektive Verflachungen und Unmotiviertsein. Bei der Wahl des Neuroleptikums werden die Begleitwirkungen und Risiken der medikamentösen Therapie berücksichtigt.

■ Wirkungsmechanismen

Alle Neuroleptika blockieren Dopaminrezeptoren. Auf der Blockade bestimmter Rezeptoren im limbischen System, der zentral gelegenen Hirnregion, die unser angeborenes und erworbenes Verhalten (Treibe, Motivation, Emotion) steuert, beruht die antipsychotische Wirksamkeit der Neuroleptika. Werden dabei gleichzeitig andere Dopaminrezeptoren in anderen Hirnarealen gehemmt – was meistens unter der Therapie nicht zu vermeiden ist –, so kommt es z. B. zu den nicht erwünschten parkinsonähnlichen Symptomen, ferner zur Blockade von Histaminrezeptoren, die genutzt werden kann, um den Patienten ruhigzustellen.

■ Wahl des geeigneten Neuroleptikums und praktisches Vorgehen

Neuroleptika werden nach ihrer chemischen Grundstruktur, ihrer Wirkungsstärke und –dauer sowie nach ihrem Risikoprofil eingeteilt.

Bei einem akuten schizophrenen Erregungszustand tritt die Wirkung rasch ein. Unmittelbar nach intravenöser Injektion von 5 mg Haloperidol z. B. folgt eine affektive Entspannung, das heißt, heftige Gefühlswallungen werden besänftigt. Dagegen setzt die antipsychotische Wirksamkeit erst nach Tagen bis Wochen ein. Das Verschwinden von Halluzinationen oder Wahnvorstellungen läßt sich nicht erzwingen, indem man die Dosis erhöht. Die Höhe der Dosis richtet sich nach der Verträglichkeit.

Man unterscheidet hoch-, mittel- und schwachpotente Neuroleptika. Diese Einteilung orientiert sich an der für die antipsychotische Wirksamkeit benötigten Tagesdosis, d. h. schwachpotente Neuroleptika mit niedriger Affinität zu den Dopaminrezeptoren werden höher dosiert, hochpotente hingegen in niedrigerer Dosis verabreicht.

Bei Halluzinationen, Wahnvorstellungen und Störungen des Denkablaufs wird mit hoch- bis mittelpotenten Neuroleptika behandelt. Sofern Nebenwirkungen auftreten, wird die Dosis nach unten korrigiert.

Schwachpotente Neuroleptika werden zur Beruhigung in Dosen verordnet, die nicht antipsychotisch wirken.

Die antipsychotische Therapie wird zunächst über 4 bis 6 Wochen beibehalten. Zyprexa®, Risperidol® oder Serdolect® sind indiziert, wenn Störungen in den Bewegungsabläufen eintreten, die sich auch durch Dosisreduktion nicht beherrschen lassen. Auch die fünf- bis zehnfach höheren Tageskosten sollten den Arzt nicht davor zurückschrecken lassen, jüngeren Patienten mit kurzer Krankheitsgeschichte oder stabilen langjährig Kranken diese Medikamente zu verordnen.

Bei Langzeittherapie wird der Arzt die Minimaldosis besonders sorg-fältig ermitteln. Mitunter spricht eine schizophrene Psychose nicht auf die bewährten Medikamente an. Es ist durch Untersuchungen belegt, daß nur das Leponex® die Therapieresistenz durchbrechen kann, je-doch ist damit ein hohes Risiko einer Agranulozytose – einer gefährli-chen Abnahme bestimmter weißer Blutkörperchen – verbunden, so daß zwingend eine wöchentliche Blutbildkontrolle erfolgen muß.

■ Nebenwirkungen der Neuroleptika

So genannte extrapyramidale Nebenwirkungen sind Störungen in den Bewegungsmuskeln, die meist durch Hemmung des Neurotransmitters Dopamin verursacht werden. Sie manifestieren sich akut als Zungen-Schlund-Syndrom mit Verkrampfungen der Zungen- bzw. Schlundmus-kulatur, Verkrampfungen der Hals-, Nacken- und Rumpfmuskulatur. Sie verschwinden augenblicklich nach intravenöser Injektion von Akine-ton®. Ferner können parkinsonähnliche Symptome auftreten mit Zit-tern der Hände oder auch Starre und Störungen im Bewegungsablauf, Unruhe in den Beinen mit Bewegungsdrang und Unfähigkeit zu sitzen. Weitere seltene, aber schwerwiegende Nebenwirkungen sollten Sie mit Ihrem Arzt besprechen.

Der bis heute schlechte Ruf der Neuroleptika („chemische Zwangsjak-ke") beruht auf dem vor allem in der Vergangenheit oft unkritischen Einsatz dieser Medikamente in hohen Dosierungen. Die Verordnung dieser Mittel setzt ein außerordentlich breites klinisch-pharmakologi-sches und psychiatrisches Fachwissen des Arztes voraus. Die Neurolep-tiker müssen so dosiert werden, daß der Patient, aber auch Angehörige und Bekannte, Nebenwirkungen nicht bemerken. Das gewohnte soziale Verhalten des Patienten darf sich unter der Therapie nicht verändern. Neben der unverzichtbaren Basistherapie mit Neuroleptika ist eine psy-chotherapeutische und soziotherapeutische Betreuung unter Einbezie-hung der Angehörigen notwendig.

Dosierungsbereich von hoch-, mittel- und schwachpotenten Neuroleptika

Hochpotente	Mittelpotente	Schwachpotente
Bromperidol (Impromen®) 1–10 mg	Perazin (Taxilan®) 50–300 mg	Melperon (Eunerpan®) 25–300 mg
Haloperidol (Haldol®) 3–15 mg	Triflupromazin (Psyquil®) 10–100 mg	Pipamperon (Dipiperon®) 40–360 mg
Benperidol (Glianimon®) 10–40 mg	Zotepin (Nipolept®) 75–150 mg	Prothipendyl (Dominal®) 40–480 mg
Fluphenazin (Lyogen®) 2,5–15 mg	Zuclopenthixol (Ciatyl-Z®) 2–100 mg	Thioridazin (Melleril®) 50–600 mg
Perphenazin (Decentan®) 4–12 mg		Chlorprothixen (Truxal®) 30–200 mg
Pimozid (Orap®) 2–8 mg		Amisulprid (Solian®) 100–800 mg
Olanzapin (Zyprexa®) 5–20 mg		Sulpirid (Dogmatil®) 200–1600 mg
Risperidon (Risperdal®) 4–16 mg		Clozapin (Leponex®) 100–600 mg
Sertindol (Serdolect®) 8–24 mg		

Antidepressiva

■ Therapieziele

Die Einteilung der Depressionen nach endogenen oder exogenen Ursachen ist heute überholt. Man spricht von depressiven Episoden und teilt diese nach der Schwere des Krankheitsbildes ein.

Die Indikation für eine medikamentöse Behandlung richtet sich nicht nach den Ursachen, sondern nur nach der Schwere der depressiven Symptomatik. Nach erfolgreicher Behandlung besteht ein hohes Risiko, daß der Patient erneut erkrankt (Rezidiv). Deshalb ist eine Erhaltungstherapie noch mindestens ein halbes Jahr nach der ersten depressiven Episode erforderlich. Der Einsatz von Antidepressiva erfolgt nach spezifischen Indikationen. Bei einigen Antidepressiva wird die sedierende Wirkung zur Schlafanbahnung genutzt.

Nach Aussagen des Instituts für Gesundheits- und Sozialforschung verordnen Allgemeinärzte bei Depressionen Johanniskrautextrakte, gefolgt von trizyklischen Antidepressiva, MAO-Hemmern, Serotonin-Wiederaufnahmehemmern und anderen Arzneimitteln. Johanniskrautextrakte sind zur Zeit für die Behandlung „depressiver Verstimmungszustände" zugelassen, sie sind somit nur Mittel für „leichte bis mittelschwere Depressionen". Die klinische Wirksamkeit ist für den Zeitraum von 6 Wochen nachgewiesen. Es existieren keine Daten zur Erhaltungstherapie und zur Prophylaxe eines Rezidivs.

■ Wirkungsmechanismus

Alle Antidepressiva greifen in biologische Übertragungssysteme ein, indem sie im synaptischen Spalt, der Kontaktstelle zwischen Nervenzellen, die Konzentration der biogenen Amine Noradrenalin, Serotonin und/oder Dopamin erhöhen. Aus dem Nachweis, daß die Konzentration dieser Überträgerstoffe im synaptischen Spalt durch Antidepressiva erhöht wird, wurde gefolgert, an der Depression sei ein Mangel an Transmittern beteiligt. Diese Hypothese erklärt aber nicht die häufig erst nach Tagen oder Wochen einsetzende antidepressive Wirkung. Der verzögerte Wirkungseintritt wird damit begründet, daß die höhere Aminkonzentration Veränderungen an den Zellen bzw. Änderungen in der Genexpression herbeiführt. Wir wissen aber letztlich nicht, wie die antidepressive Wirkung zustande kommt. Pharmakologisch lassen sich mehrere Typen unterscheiden, je nachdem ob ein Antidepressivum die biogenen Amine selektiv (z.B. Serotonin) oder nichtselektiv (mehrere Transmiller) beeinflußt. Wichtig für die Praxis ist die Erkenntnis, daß sich die verschiedenen Antidepressiva nicht in ihrer klinischen Wirksamkeit unterscheiden.

■ Wahl des geeigneten Antidepressivums und praktisches Vorgehen

Antidepressiva werden gezielt nach ihren pharmakologischen Hauptwirkungen eingeteilt (Tabelle). Unabhängig von den verschiedenen Symptomen sind nach unserem derzeitigen Wissensstand alle Antidepressiva gleich wirksam. Die Auswahl richtet sich nach den Wünschen und Erwartungen des Patienten und danach, ob je nach Lebensumständen eine beruhigende (sedierende) Wirkung erwünscht ist oder nicht (Arbeitsfähigkeit, Teilnahme am Straßenverkehr). Gesichertes Wissen ist, daß bei Zwangskrankheiten nur serotonerge Antidepressiva – also solche, die das Serotonin beeinflussen – wirksam sind. Zusätzlich ist bei der Auswahl zu prüfen, ob bei gleichzeitig bestehenden anderen Erkrankungen besondere Risiken zu bedenken sind; z. B. ist die Behandlung mit trizyklischen Antidepressiva bei Störungen der Erregungsleitung im Herzen, bei Glaukom oder bei Prostatavergrößerung mit Restharn in der Blase besonders sorgfältig zu überwachen. Wegen möglicher dosisabhängiger Nebenwirkungen sollte die Therapie einschleichend beginnen, d. h. mit etwa 20% der therapeutischen Tagesdosis. Da der Patient anfangs häufig mit den unerwünschten Wirkungen konfrontiert wird, ist es unerläßlich, daß der Arzt sich Zeit für ein ausführliches, klärendes Gespräch nimmt. Sonst besteht die Gefahr, daß der Kranke bereits die Therapie abbricht, bevor innerhalb von 7–14 Tagen die antidepressive Wirkung eintritt.

■ Nebenwirkungen der Antidepressiva

Nichtselektive Antidepressiva verursachen zu etwa 30 Prozent unerwünschte Wirkungen. Das Risiko nimmt mit der Dosissteigerung zu. Trizyklische Antidepressiva – das sind Substanzen, deren chemisches Grundgerüst aus drei Benzolringen besteht – wirken auch antiarrhythmisch. Die nachteiligen Wirkungen auf das Herz spielen aber erst bei hoher, toxischer Dosierung eine Rolle, sofern nicht bereits eine Reizleitungsstörung besteht. Bei den selektiven Antidepressiva fehlen die unerwünschten Wirkungen auf das Herz-Kreislauf-System.

Als Nebenwirkungen der Antidepressiva können Übelkeit, Kopfschmerzen und Schwindel auftreten. Typisch für serotonerge Antidepressiva sind Störungen der Sexualfunktion. Viele der Nebenwirkungen gehen nach einigen Tagen zurück. Für alle Antidepressiva sind wegen der Agranulozytosegefahr regelmäßige Blutbildkontrollen zwingend erforderlich. Von klinischer Seite gibt es keine gesicherten Anhaltspunkte, nach denen der Arzt sich im Einzelfall für ein bestimmtes Antidepressivum entscheiden könnte. Die Entscheidung zwischen Psychotherapie und Antidepressiva-Behandlung liegt allein beim Patienten. Sicher ist nur, daß bei mittelschweren und schweren depressiven Episoden die Pharmakotherapie wirksamer bzw. schneller wirksam ist. In jedem Fall verbietet sich die Anwendung von Johanniskrautextrakten bei schwerem Verlauf einer Depression und zur Rezidivprophylaxe. Aus Gründen der Therapieübersichtlichkeit ist die antidepressive Therapie immer eine Monotherapie, das heißt, der Arzt wird stets einen einzigen Wirkstoff verordnen.

Fast alle depressiv Erkrankten (mehr als 90 Prozent) können ambulant behandelt werden. Tritt nach zwei Therapiezyklen über jeweils 6 Wochen keine Besserung ein, so ist eine Hospitalisierung notwendig.

Analog zu den Neuroleptika sind auch die Antidepressiva bei mittelschweren und schweren depressiven Episoden unentbehrlich. Trotz anerkannter internationaler Regeln für eine medikamentöse Behandlung werden heute nur etwa 20 Prozent der depressiv Kranken entsprechend therapiert. Angesichts der Tatsache, daß die neueren Antidepressiva sehr gut verträglich sind und zweifelsfrei keine Abhängigkeit und Sucht hervorrufen, ist dies unverständlich. Berücksichtigt man die Lebensqualität als einen der entscheidenden Faktoren einer erfolgreichen Therapie, dann sind die modernen Antidepressiva überdies kostensparend.

■ **Mao-Hemmer.** Es sind dies Hemmstoffe der Mono-Amino-Oxidase, MAO, eines Enzyms, das den Abbau bestimmter Neurotransmitter (Botenstoffe) zwischen Nervenzellen vermittelt. Ein Hemmstoff dieses Enzyms – ein MAO-Hemmer – erhöht die Konzentration dieser Botenstoffe im synaptischen Spalt, der Kontaktstelle zwischen den Nervenzellen. MAO-Hemmer können die Symptome schwerer Depressionen lindern, die auf die gängigen Antidepressiva nicht ansprechen. Allerdings ist bei ihrer Anwendung der Verzehr bestimmter Nahrungs- und Genußmittel, die den Eiweißbestandteil Tyramin enthalten (z. B. reifer, fermentierter Käse), verboten. Sie verstärken nämlich die Wirkung der MAO-Hemmer, was zu gefährlichen Hochdruckkrisen und Herzrhythmusstörungen führen kann.

Lithium

■ Therapieziele

Schwerpunkte der Therapie mit Lithium sind die manisch-depressive Erkrankung und schizoaffektive Psychosen sowie – allerdings weniger beeinflußbar – die Depression. Nahezu jede Manie ist mit einer wiederkehrenden affektiven Störung verbunden, so daß mit dem Auftreten der ersten Manie die Indikation zur Rezidivprophylaxe bestehen kann. Bei den Betroffenen, die auf Lithium ansprechen, den sogenannten Lithiumrespondern – etwa ein Drittel der Patienten –, treten keine weiteren Phasen mehr auf, bei einem weiteren Drittel sind die Phasen deutlich

Wirkungsspezifische Einteilung und Tagesdosis von Antidepressiva

■ nicht selektive Aufnahmehemmer von Noradrenalin und Serotonin (mg/Tag)

Saroten®	Equilibrin®	Noveril®	Aponal®	Tofranil®	Gamonil®	Nortrilen®
75–150	30–120	80–720	50–300	100–300	70–210	20–150

■ nicht selektive Aufnahmehemmer von Noradrenalin oder Serotonin (mg/Tag)

Pertofran®	Ludiomil®	Anafranil®	Nefadar®
100–300	75–150	50–150	200–600

■ selektive Aufnahmehemmer von Noradrenalin und Serotonin (mg/Tag)

Trevilor®	75–375

■ selektive Aufnahmehemmer von Noradrenalin oder Serotonin (mg/Tag)

Edronax®	Vivalan®	Cipramil®	Fluctin®	Fevarin®	Seroxat®	Gladem®
4–8	200–500	20–60	5–80	100–300	20–50	50–200

■ MAO und MAO-Hemmer (mg/Tag)

Jatrosom®	Aurorix®
10–60	300–600

■ Johanniskraut (mg/Tag)

Jarsin®
900

abgeschwächt, und bei dem restlichen Drittel ist keine therapeutische Reaktion zu beobachten („Lithiumnonresponder"). Das Rezidivrisiko besteht lebenslang. Nach jedem Rückfall werden die freien Intervalle immer kürzer. Lithium mindert auch die Aggressivität des Erkrankten gegen sich selbst und gegen andere.

■ **Wirkungsmechanismus**

Lithium ist ein natürlich vorkommendes, als Salz gebundenes Metall. Es hat unterschiedliche pharmakologische Eigenschaften, deren klinische Wirkungsweise noch nicht geklärt ist. Man vermutet u.a., daß Lithium im Zentralnervensystem stabilisierend auf Neuronen wirkt, bei der Neurotransmission serotonerge Rezeptoren herabreguliert, biologische Rhythmen beeinflußt und die Funktion des Calciums in der Zelle dämpft.

■ Die Wahl des richtigen Präparates und seine Dosierung

Überwiegend werden die Salze Lithiumkarbonat und Lithiumsulfat verordnet. Unterschiedliche Wirkungen der Salze sind nicht belegt. Man beginnt z.B. mit einer Tablette Hypnorex® vom 1. bis 3. Tag; vom 4. bis 7. Tag werden 2 Tabletten eingenommen. 12 Stunden nach der letzten Einnahme wird der Serumspiegel bestimmt, der 1 mmol/l nicht überschreiten sollte. Die Dosis zur Weiterbehandlung richtet sich nach dem Ergebnis der Blutuntersuchung. Zur Rezidivprophylaxe genügen im allgemeinen 0,6 bis 0,8 mmol/l.

Lithium hat eine geringe therapeutische Breite, d.h. bei 1,5 mmol/l, also 50% über der therapeutischen Konzentration, ist mit Vergiftungszeichen wie Übelkeit und Erbrechen und Störungen der Bewegungskoordination (Ataxie) zu rechnen. Bei Konzentrationen oberhalb von 1,5 mmol/l treten Krämpfe und Bewußtlosigkeit auf. Krankheiten, deren Behandlung mit Elektrolyt- und Flüssigkeitsverlusten einhergeht (z.B. durch Einnahme harntreibender Mittel), sind unter der Therapie besonders penibel zu überwachen. Sowohl depressive als auch manische Zustände können gleichermaßen erfolgreich mit Lithium behandelt werden.

■ Nebenwirkungen von Lithium

Wichtige unerwünschte Wirkungen sind vermehrtes Wasserlassen (Polyurie) und häufiges Trinken (Polydipsie), Gewichtszunahme, Herzrhythmusstörungen, Bauchschmerzen, Kropfbildung (Struma), feinschlägiger Tremor.

Bei der prophylaktischen Behandlung phasisch ablaufender Psychosen mit Lithium handelt es sich um eines der wirksamsten psychopharmakologischen Therapieprinzipien. Alternativ zu Lithium können in besonderen Fällen auch die Antikonvulsiva Carbamazepin (Tegretal®) oder Valproinsäure (Ergenyl®) therapeutisch genutzt werden. Sie sind in therapeutischer Dosierung wegen ihrer größeren therapeutischen Breite verträglicher als Lithium, zudem haben sie sedierende Eigenschaften. Sie eignen sich allerdings weniger für die Rezidivprophylaxe.

Hirnleistungsschwäche

Therapieziele

Hirnleistungsschwäche äußert sich als Beeinträchtigung des Denk- und Konzentrationsvermögens, der Lern- und Auffassungsgabe und des Gedächtnisses. Arzneimittel, welche diese Störungen verbessern sollen, werden als Nootropika (griechisch noos = Verstand, Sinn; tropo = wende) bezeichnet. Es sind in der Mehrzahl „Altsubstanzen", die den heutigen Ansprüchen an die Qualität der klinischen Wirksamkeit nicht mehr genügen. Gleichwohl werden sie noch verwendet. In der Praxis hat sich bewährt, die Gedächtnisstörung als Leitsymptom zum Einsatz von Nootropika zu verwenden. Am ehesten läßt sich durch das ärztliche Gespräch unter Einbeziehung der Angehörigen Erfolg oder Mißerfolg abwägen. Tatsächlich beruht die nootropische Behandlung auf dem „Prinzip Hoffnung". Liegt bereits Hilfsbedürftigkeit im Alltagsleben vor, sind schon so viele Nerven und Nervenzellverbände untergegangen, daß die klinische Wirksamkeit – wenn überhaupt – nur minimal sein dürfte. Der behandelnde Arzt ist sich des „zweifelhaften Nutzens" bewußt. Er wird bei diesen schwerkranken Patienten jedoch die Gelegenheit nutzen, zumindest vorübergehend diese Substanzen einzusetzen und vielleicht Teilerfolge zu erzielen.

Wirkungsmechanismen der Medikamente (Nootropika)

Es gibt keinen einheitlichen Wirkmechanismus. Für die klinische Wirksamkeit der Nootropika werden diskutiert

- eine Stimulation noch funktionsfähiger Nervenzellverbände zu einer verbesserten Leistung,
- Beeinflussung energieliefernder Vorgänge (Glukose-Utilisation) und Transmittereffekte (cholinerge und glutaminerge Neurotransmission),
- Nervenzellschutz durch Radikalfängereigenschaften.

Neue Impulse gehen vom Nachweis eines Acetylcholindefizits bei der Alzheimer-Demenz aus, nämlich die Entwicklung von Acetylcholinesterasehemmern im Sinne einer Substitutionstherapie. Acetylcholinesterase ist ein Enzym, das den Abbau von Acetylcholin, einem Überträgerstoff an Nervenzellen, beschleunigt. Wird die Acetylcholinesterase gehemmt, wirkt das Acetylcholin länger.

Arzneimittelwahl und praktisches Vorgehen

Zur Verfügung stehen eine Reihe von Präparaten, die teils mit enormen Werbeaktivitäten angeboten werden.

Einige der älteren Nootropika sind von der damaligen Aufbereitungskommission (bis 1994) beim Institut für Arzneimittel und Medizinprodukte positiv bewertet worden; Gingko-Blütenextrakt (Tebonin®), Piracetam (Normabrain®) und Pyritinol (Encephabol®). Die Zulassung von Nimodipin (Nimotop®) erfolgte aufgrund von Studien an Patienten mit vaskulärer und Alzheimer-Demenz. Von den Acetylcholinesterasehemmstoffen wurde Tacrin (Cognex®) für die Indikation „leichte bis mittelschwere Demenz" zugelassen. Die ebenfalls zugelassenen Acetylcholinesterasehemmstoffe Donepezil (Aricept®) und Rivastigmin (Exelon®) verbessern Kognition und Alltagskompetenz, verhindern aber nicht das Fortschreiten der Erkrankung. Nach dem Absetzen der Medikamente stellt sich der Zustand vor der Therapie sehr rasch wieder her, so als wären die Kranken nicht behandelt worden. Sollten sich die Verhaltensstörungen bei Demenz nicht bessern, insbesondere wenn Schlaflosigkeit und Unruhe bestehen bleiben, dann ist symptomatisch mit Neuroleptika oder Hypnotika zu behandeln. Bei 70 Prozent der Demenzkranken hat die Krankheit übrigens mit Depressionen begonnen, die bekanntlich mit Antidepressiva zu behandeln sind.

Nebenwirkungen der Nootropika

Unter der Therapie mit älteren Nootropika und Nimodipin kann es gelegentlich zu Unruhe, Angst und Schlafstörungen kommen. Bei den Acetylcholinesterasehemmstoffen können dosisabhängige Nebenwirkungen auftreten: Muskelkrämpfe, Bauchkrämpfe, Durchfall, Übelkeit, Erbrechen, Schlaflosigkeit, Schwindel und Schwitzen, Verlangsamung der Herzschlagfolge (Bradykardie) und Erregungsleitungsstörungen vom Herzvorhof zur Herzkammer. Tacrin hat eine erhöhte Lebertoxizität.

Medikamente und Dosierung bei Hirnleistungsschwäche

	Dosierung pro Tag
Piracetam (Normabrain®, Nootrop®)	2,4–4,8 g
Pyritinol (Encephabol®)	3×200 mg
Ginkgo (Rökan®, Tebonin®)	3×40–80 mg
Nimodipin (Nimotop®)	3×30 mg
Tacrin (Cognex®)	4×10–40 mg
Donepezil (Aricept®)	5–10 mg
Rivastigmin (Exelon®)	2×1,5–6 mg

Die Ursache der Parkinson-Krankheit ist bis heute unbekannt. Zugrunde liegt ein Mangel an dem Überträgerstoff Dopamin in den Basal- oder Stammganglien des Gehirns. Das Dopamindefizit kann durch direkte Gabe von Dopamin nicht ausgeglichen werden, da Dopamin nicht in das Gehirn eindringt. An seiner Stelle verabreicht man L-Dopa, die Vorstufe des Dopamins. L-Dopa (Levodopa) passiert die Blut-Hirn-Schranke und wird dann mit Hilfe eines Enzyms in Dopamin überführt.

Beschwerden und Diagnose

Die in unterschiedlicher Stärke auftretende Trias Akinese, Rigor und Tremor neben vermehrtem Speichelfluß, vermehrtem Schwitzen, erhöhter Talgbildung und allmählicher Abnahme der intellektuellen Leistungsfähigkeit macht den Beginn einer Parkinson-Erkrankung sehr wahrscheinlich. Die Krankheit beginnt langsam, meistens asymmetrisch mit Ruhetremor, sogen. „Pillendrehen" der betroffenen Hand. Im Verlaufe der Erkrankung gibt es mehrere Wechsel (Fluktuationen) in der Beweglichkeit. Plötzliche Blockierungen der Beweglichkeit können zu einer akuten Verschlimmerung des Rigors führen (sogen. „freezing"). Während der Nacht und frühmorgens können schmerzhafte Störungen im Spannungszustand der Muskulatur (Dystonie) auftreten. Bei den Hyperkinesen ist ein choreatischer Bewegungsablauf am häufigsten.

Die Wahl der geeigneten Therapie

Sobald die Diagnose gesichert ist, soll der Patient über sein Leiden und über die Grundzüge und das strategische Vorgehen bei der Therapie (einschließlich Allgemeinmaßnahmen, Krankengymnastik) umfassend aufgeklärt werden. Viele Patienten können über Jahre hinweg optimal behandelt werden, ältere Patienten haben eine besonders gute Prognose. Bei jüngeren Patienten (<50 Jahre) wird man die Therapie zunächst mit einem Dopaminrezeptoragonisten (Bromocriptin, Pergolid) beginnen. Ist die Wirksamkeit unzureichend oder treten Nebenwirkungen auf, wird sogleich mit L-Dopa kombiniert, um die Funktionseinbußen im Alltag zu mildern. Bei älteren Patienten wird mit L-Dopa begonnen und dann später vorsichtig mit anderen Medikamenten kombiniert.

Motorische Spätkomplikationen werden nach zwei Prinzipien behandelt; bei Fluktuationen wird die Dosis auf sechs Einzeldosen pro Tag verteilt, evtl. wird zusätzlich rasch lösliches und/oder verzögert freigesetztes L-Dopa gegeben oder L-Dopa mit Dopaminrezeptoragonisten kombiniert, oder aber es wird auf andere Medikamente umgestellt, z. B. Selegilin. Fehlen die Fluktuationen, werden Kombinationen von zwei, drei oder vier Medikamenten empfohlen.

Die akinetische Krise ist eine sehr ernste Komplikation, bei der sich nicht nur die Motorik verschlechtert, sondern gleichzeitig die Aufnahme des Arzneimittels oder eine angemessene Flüssigkeitszufuhr erschwert ist. In solchen Fällen wird Amantadin eingesetzt. Nach wie vor ist aber die medikamentöse Therapie der Spätstadien unbefriedigend.

Von allen therapeutisch eingesetzten Substanzen ist L-Dopa seit nunmehr über 30 Jahren immer noch die wirksamste Substanz. L-Dopa bessert alle 3 Kardinalsymptome: Rigor, Tremor und Akinese. L-Dopa darf heute nur noch mit den Decarboxylase-Hemmern Carbidopa oder Benserazid verordnet werden. Die Dosierung von L-Dopa liegt zwischen 200 und 800 mg pro Tag. Die Menge sollte auf maximal 6 Einzeldosen verteilt werden. Einzeldosen von weniger als 50 mg sind therapeutisch nicht wirksam. Viele Patienten benötigen morgens eine höhere Dosis.

Die im Nahrungsprotein enthaltenen Aminosäuren können mit der Resorption von L-Dopa interagieren, daher sollte das Medikament ½ Stunde vor den Mahlzeiten eingenommen werden. Da die gute Wirkung von L-Dopa und Decarboxylase-Hemmern im Lauf der Jahre nachläßt, wird diese Medikation möglichst spät im Krankheitsverlauf begonnen und versucht, die L-Dopa-Dosis so niedrig wie möglich zu halten.

Entacapon ist ein COMT-Hemmstoff. (COMT heißt im Klartext Catechol-O-Methly-Transferase und ist ein Enzym, das u. a. Dopamin abbaut.) Der COMT-Hemmer verzögert den Abbau von L-Dopa und Dopamin im Zentralnervensystem und in der Peripherie. Die Hemmung in der Peripherie schützt L-Dopa, so daß es in höherer Konzentration in das Gehirn eindringen kann.

Amantadin ist eine seit langem bewährte Substanz. Es eignet sich zur Monotherapie im Frühstadium der Erkrankung und kann auch in späteren Stadien eine günstige Wirkung entfalten. Hervorzuheben ist sein Vigilanz-steigernder Effekt. Deshalb sollte es nicht am späten Nachmittag eingenommen werden, sonst kann es den Schlaf stören. Bei Niereninsuffizienz ist die Amantadin-Dosis zu reduzieren.

Anticholinergika, z. B. Biperiden (Akineton®) waren die ersten Medikamente zur Behandlung des Parkinson-Syndroms. Zum einen sind sie nur begrenzt wirksam, zum anderen können sie bei älteren Patienten gefährlich sein (kardiale Nebenwirkungen, verstärkte Beschwerden bei vergrößerter Prostata).

Nebenwirkungen

Alle Anti-Parkinsonmittel haben ein hohes Nebenwirkungsrisiko. Spitzenreiter sind die Anticholinergika, gefolgt von Amantadin, Dopaminrezeptoragonisten und L-Dopa. Sie können eine Psychose mit lebhaften Träumen, Halluzinationen und Verwirrtheitszuständen induzieren. Sobald Nebenwirkungen auftreten, muß die Dosierung der Medikamente gesenkt werden. **Aber kein abruptes Absetzen!** Zwischen guter Beweglichkeit und Psychosefreiheit ist ein Kompromiß zu finden. Die zusätzliche Gabe eines schwach wirkenden Neuroleptikums, z. B. Clozapin, in niedriger Dosierung hat sich bewährt, allerdings wegen der möglichen Abnahme der weißen Blutkörperchen (Neutropenie) nur unter regelmäßiger Blutbildkontrolle.

Medikamente beim Parkinson-Syndrom

	Mittlere Tagesdosis mg	Maximale Tagesdosis mg
Bromocriptin	15	30
L-Dopa+Carbidopa oder Benserazid (PK-Levo®)	400	800–1000
Entacapon (Comtess®)	800	1000
Selegilin (Selemerck®)	10	10
Amantadin (Amantadin AL 100®)	300	500
Biperiden (Biperidenneuraxpharm®)	6	12

Schmerzen sind eines der häufigsten Symptome, welche Patienten zum Arzt führen. An ihrer Entstehung sind vielfältige Faktoren beteiligt. In der Regel werden Schmerzen durch Entzündungen, Gewebsschädigungen (z.B. Verletzungen) oder Gewebszerstörung (z.B. im Rahmen von Tumorerkrankungen) ausgelöst. Derartige Schmerzursachen führen über Schmerzbahnen des Nervensystems zu entsprechenden Meldungen an Zentren des Hirnstamms, des Zwischen- und Großhirns. Diese als „Nozizeption" bezeichneten Schmerzmeldungen erklären das subjektive Empfinden von Schmerzen jedoch nur teilweise. Weitere Faktoren beeinflussen das Schmerzerlebnis entscheidend. Teils verstärken, teils dämpfen sie die Schmerzleitung zu den Zentren des Gehirns und können so das subjektive Schmerzempfinden steigern oder abschwächen.

Schmerzverstärkend wirken z.B. Angst, Anspannung, eine depressive Stimmungslage, aber auch psychosoziale Faktoren (z.B. sog. Krankheitsgewinn durch Mitleid oder Zuwendung der Umgebung; Rentenbegehren). Dämpfend auf die Schmerzempfindung wirken die im Gehirn gebildeten endogenen Opiate (Enkephaline, Endorphine). Rezeptoren für diese endogenen Opiate finden sich an verschiedenen Stellen der Schmerzleitungsbahnen; Bindung der endogenen Opiate an diese Rezeptoren dämpft die Schmerzweiterleitung in die Schmerzzentren des Gehirns. Mehr als 15 endogene Opiate und mindestens 3 Typen von Opiatrezeptoren sind inzwischen bekannt. Schmerzdämpfend wirken auch Nervenbahnen, die vom Hirnstamm und vom Mittelhirn zum Rückenmark ziehen und hier die Weiterleitung von Schmerzreizen hemmen. Auch diese Bahnen werden durch Bindung von Opiaten an Opiatrezeptoren aktiviert.

Schmerztherapie

■ Peripher wirkende Analgetika

In geschädigtem oder entzündetem Gewebe werden Schmerzrezeptoren erregt. Diese Erregung führt zur subjektiven Schmerzwahrnehmung. Voraussetzung für die Aktivierung der Schmerzrezeptoren im geschädigten/entzündeten Gewebe ist die Gegenwart des Prostaglandins E2, das bei einer Schädigung von Gewebe gebildet wird. Diese Substanz aktiviert die Schmerzrezeptoren nicht, ist jedoch für deren Erregung durch andere Schmerzreize Voraussetzung.

Analgetika mit antipyretischer (fiebersenkender) Eigenschaft (hierzu zählen die Acetylsalicylsäure und viele andere Substanzen) hemmen die Bildung von Prostaglandinen einschließlich des Prostaglandins E2 in geschädigtem/entzündetem Gewebe. Diese Substanzen bewirken, daß die Schmerzrezeptoren nicht oder nur noch gering erregt werden, und unterdrücken dadurch die Schmerzempfindung.

Wegen der beschriebenen Wirkung im geschädigten Gewebe, ganz in der Peripherie der Schmerzbahnen, werden diese Analgetika (siehe Tabelle) auch als „peripher wirkende Analgetika" bezeichnet. Diese Bezeichnung läßt allerdings außer acht, daß diese Substanzen auch am zentralen Nervensystem angreifen und hier fiebersenkende und analgetische Wirkungen entfalten.

Eine große Gruppe unter den peripher wirkenden Analgetika wirkt ausgeprägt entzündungshemmend; diese Substanzen werden deshalb vorzugsweise mit dem Ziel der Schmerz- und Entzündungsbekämpfung, z.B. bei rheumatischen Erkrankungen eingesetzt. Die hieraus entstandene Bezeichnung „nichtsteroidale Antirheumatika" (NSAR) weist darauf hin, daß diese Substanzen kein Cortison (Cortison = Steroid) enthalten.

■ **Nebenwirkungen der NSAR.** Die klinisch bedeutsamste Nebenwirkung der NSAR ist in der möglichen Schädigung der Magenschleimhaut zu sehen. Diese Medikamente können zum Teil schwere Magenschleimhautentzündungen oder gar Geschwürsbildungen im Magen und/oder im Zwölffingerdarm hervorrufen.

NSAR hemmen außerdem die Funktion der für die Blutstillung und Blutgerinnung wichtigen Blutplättchen (Thrombozyten). Patienten mit angeborenen oder erworbenen Funktionsstörungen der Blutplättchen oder mit einem Mangel an Blutplättchen (Thrombozytopenie) dürfen diese Medikamente daher nicht einnehmen. Hingegen wird die Hemmung der Blutgerinnung z. B. bei Hirndurchblutungsstörungen genutzt: hier sollen NSAR den Verschluß von Arterien im Gehirn verhüten. In seltenen Fällen können NSAR die Nierenfunktion beeinträchtigen.

■ Zentral wirkende Analgetika

Morphin und andere analgetisch wirkende Opiate (Tabelle) greifen innerhalb der Schmerzleitungsbahnen überall dort an, wo sich Opiatrezeptoren befinden. Durch die Bindung eines Opiates an diese Rezeptoren wird die Schmerzweiterleitung innerhalb der Schmerzleitungsbahnen gedämpft und die Schmerzempfindung gehemmt oder unterdrückt. Da das zentrale Nervensystem (Rückenmark und Gehirnteile) besonders viele Rezeptoren enthält, an denen die Opiate andocken können, bezeichnet man diese Substanzen als „zentral wirkende Analgetika". Morphin oder andere Opiate ahmen die Wirkung der körpereigenen Endorphine nach und führen so zur Ausschaltung der Schmerzempfindung.

■ **Nebenwirkungen der Opiate.** Opiate sind Betäubungsmittel: In hoher Konzentration beeinträchtigen sie den Wachheitszustand, dämpfen die Sinneswahrnehmungen oder führen gelegentlich auch zu Sinnestäuschungen. Sie machen müde; ihre Kombination mit Beruhigungsmitteln kann zu schweren Bewußtseinstrübungen führen. Klinisch bedeutsam ist auch, daß Opiate häufig zu Verstopfung (Obstipation) führen, die u. U. parallele vorbeugende Abführmaßnahmen erfordert.

Eine besondere Nebenwirkung der Opiate ist ihre Tendenz zur Suchterzeugung. Sie unterliegen deshalb dem Betäubungsmittelgesetz (BTM), das die Verordnung dieser Medikamente erschwert. Beide Faktoren sollten jedoch insbesondere bei Patienten mit chronischen starken Schmerzzuständen keine Rolle spielen. Entscheidend muß der Aspekt der ausreichend starken Schmerzlinderung sein.

■ Analgetische Kombinationstherapie

Die Wirkung von Schmerzmedikamenten wird durch niedrigdosierte Medikamente anderer Wirkungsgruppen oft deutlich verstärkt. Bei manchen Schmerztypen (z. B. beim sogenannten Spannungskopfschmerz oder bei Beschwerden im Rahmen von Nervenentzündungen) hat sich die Kombination eines Schmerzmittels mit einem Antidepressivum bewährt; auch krampfhemmende Medikamente (z. B. Carbamazepin) können eine derartige synergistische Wirkung mit Schmerzmedikamenten entfalten. Vorsichtig dosierte Beruhigungsmittel können die Wirkung von Schmerzmitteln verstärken, ohne in dieser Dosis eine nennenswerte Müdigkeit zu bewirken. Derartige Kombinationen dürfen Sie nicht eigenmächtig ausprobieren. Dies ist grundsätzlich Aufgabe des Arztes.

Behandlung akuter Schmerzen

Die Ursache akuter Schmerzen ist meist ohne größere Schwierigkeiten zu erkennen (Entzündungen, Verletzungen, Operationen). Da die Dauer akuter Schmerzen begrenzt ist, spielt das Suchtpotential einer Therapie hier eine untergeordnete Rolle. Wichtig ist, dem Patienten unmittelbare Schmerzfreiheit zu verschaffen und diese aufrechtzuerhalten, bis die Schmerzursache beseitigt ist.

Je nach Intensität der Schmerzen sind peripher oder häufig auch zentral wirkende Analgetika erforderlich. Diese können durch Begleitmaßnahmen (z. B. Entzündungshemmung durch Kühlung, bei Knochenbrüchen richtige Lagerung, bei Schmerzen im Bauch krampflösende Medikamente) unterstützt werden.

Behandlung chronischer Schmerzen

Chronische Schmerzen können auftreten bei entzündlichen Erkrankungen (z. B. Gelenkrheuma), degenerativen Erkrankungen (z. B. Bandscheibenschäden, Arthrosen), in ausgeprägter Form vor allem jedoch bei fortgeschrittenen Tumorleiden. Bei chronischen Schmerzen ist in aller Regel davon auszugehen, daß die Schmerzursache langfristig oder dauernd fortbesteht. Die Therapie chronischer Schmerzen soll dem Patienten bei möglichst geringen Nebenwirkungen langfristig eine möglichst hohe Lebensqualität verschaffen.

Am Beginn der Therapie steht der Versuch einer kausalen (ursächlichen) Schmerzbehandlung. Als Beispiele seien physikalische Maßnahmen (u. a. Krankengymnastik, Wärme- oder Kältebehandlung) bei rheumatischen Erkrankungen und bei Wirbelsäulenschäden oder Arthrosen sowie Strahlen- oder Chemotherapie bei Tumorerkrankungen genannt. Ziel dieser Maßnahmen ist es, die schmerzauslösende Erkrankung zu heilen oder zu lindern, dadurch die Schmerzen zu besänftigen oder zu beseitigen und so die Lebensqualität zu verbessern.

In aller Regel muß bei chronischen Schmerzen die kausale Behandlung durch symptomatische Schmerzbehandlung mit Analgetika ergänzt werden. Hier hat sich ein Stufenplan der Schmerzbehandlung bewährt; die einzelnen Therapiestufen unterscheiden sich durch die Intensität der analgetischen Behandlung und werden durch begleitende medikamentöse Therapie (z. B. Antidepressiva, Sedativa, Antikonvulsiva), vor allem aber auch durch die ärztliche Führung des Patienten ergänzt.

Chronische nichttumoröse Schmerzen sollten, wenn irgend möglich, nur mit peripher wirksamen Analgetika, evtl. in Kombination mit schwachen zentral wirkenden Analgetika (z. B. Codein) behandelt werden. Starke zentral wirkende Analgetika (Opiate) sind bei nichttumorösen Schmerzzuständen nur ausnahmsweise zulässig, da sie bei langfristiger Einnahme leicht zur Abhängigkeit führen können. Zudem wirken die peripher wirksamen Analgetika, wie eingangs angeführt, auch entzündungshemmend (antiphlogistisch) und sind deshalb bei Schmerzen infolge degenerativer oder rheumatischer Erkrankungen den zentral wirkenden Opiaten häufig überlegen.

Bei chronischen Turmorschmerzen hat sich die Behandlung rund um die Uhr nach einem festen Zeitschema bewährt. Hierbei werden Medikamente zu festen Zeitpunkten eingenommen, ganz unabhängig davon, ob der Patient zu diesem Zeitpunkt Schmerzen hat oder nicht. Werden Schmerzen erst nach ihrem Auftreten medikamentös angegangen, wird der Schmerzmittelverbrauch letztlich größer sein als bei vorbeugender Einnahme eines Schmerzmittels; daneben erfährt der Patient bei solchem Vorgehen immer wieder kräftezehrende Phasen intensiverer Schmerzen. Hingegen gewährleistet die Einnahme von Schmerzmitteln nach festem Zeitplan durchgehende Schmerzlinderung und somit bessere Lebensqualität.

Als Richtschnur für die Behandlung chronischer Tumorschmerzen gilt, den Patienten zunächst mit hohen Dosen von Analgetika unmittelbar schmerzfrei zu machen. Danach werden die Schmerzmittel reduziert und mit Begleitmedikamenten (Antidepressiva, Sedativa, peripher wirkenden Analgetika) kombiniert. Dieses Vorgehen ermöglicht, den Opiatverbrauch zu senken und damit die Nebenwirkungen der Schmerztherapie (insbesondere Verstopfung, bei hohen Dosen auch Müdigkeit oder gelegentlich Übelkeit) zu mindern.

Ein zweites Prinzip der Therapie von Tumorschmerzen sollte es sein, die Darreichungsform der Medikamente so zu wählen, daß eine ambulante, häusliche Schmerztherapie ohne Schwierigkeiten möglich ist. Die pharmazeutische Industrie hat inzwischen Therapeutika entwickelt, die entweder als Pflaster (Wirkungsdauer bis zu 3 Tage) oder als Sublingualtabletten angewandt werden (Aufnahme der Kapsel nur in den Mund; von hier wird die Wirksubstanz direkt ins Blut aufgenommen) oder die in Tablettenform durch sehr allmähliche Freisetzung der Wirksubstanz im Darm eine lange anhaltende Wirkung entfalten. So ist es meist möglich, chronische Tumorschmerzen über lange Zeit ambulant zu behandeln.

In seltenen Fällen sind eingreifendere Maßnahmen zur Schmerzbekämpfung unumgänglich. Hierzu zählt die intravenöse Dauerinfusion von Opiaten, die ambulant auch über einen subkutan angelegten „Venenport" mit Hilfe externer, tragbarer Pumpen durchgeführt werden kann; die Opiatverabreichung über Katheter, die rückenmarksnah angelegt werden (sogenannte Periduralkatheter); in Ausnahmefällen auch über Katheter, die in die Gehirnkammern (Ventrikel) operativ eingebracht werden und das Opiat in die Gehirn-Rückenmark-Flüssigkeit (Liquor) abgeben.

■ Ein Beispiel für einen Stufenplan der Schmerztherapie ist im folgenden dargestellt:

■ **Stufe 1:** Leichte bis mäßige Schmerzen, die nur gelegentlich auftreten. Bei Bedarf: Acetylsalicylsäure 500–1000 mg, Diclofenac 100 mg oder Paracetamol 500–1000 mg.

■ **Stufe 2:** Leichte bis mäßige Schmerzen konstant vorhanden. Regelmäßige (!) Gabe von Acetylsalicylsäure 4stündlich 500–1000 mg, Paracetamol 4stündlich 500–1000 mg oder Diclofenac 6 bis 8stündlich 100 mg.

■ **Stufe 3:** Mittelstarke Schmerzen, überwiegend konstant, oder nicht ausreichende Wirksamkeit von Stufe 2. Regelmäßige (!) Gabe einer Kombination eines der Analgetika der Stufe 2 mit einem zentral wirkenden Analgetikum wie Tilidin 20–40 Tropfen 6stündlich, Dextropropoxyphen 1–2 Kapseln 8stündlich.

■ **Stufe 4:** Starke Schmerzen konstant vorhanden oder nicht ausreichende Wirksamkeit von Stufe 3. Regelmäßige (!) Gabe z.B. von Buprenorphin Sublingualtabletten 8-stündlich, Morphintabletten mit verzögerter Freisetzung 8- bis 12-stündlich (Dosierung ist jeweils individuell zu wählen).

■ **Stufe 5:** Bei stärksten, mit Stufe 4 nicht beherrschbaren Schmerzen: Intravenöse Dauertropfinfusion z.B. von Pethidin oder Morphin, die Dosierung ist individuell zu wählen.

Peripher wirkende Analgetika mit fiebersenkender (antipyretischer) Eigenschaft

Arzneimittel (Freiname)	Einzeldosis (Gramm) beim Erwachsenen
Acetylsalicylsäure (Aspirin)*	0,3–0,5
Diclofenac*	0,1–0,2
Fenbufen*	1,8–2,4
Ibuprofen*	0,9–1,6
Indometacin*	0,075–0,2
Mefenaminsäure*	0,6–1,0
Naproxen*	0,5–0,75
Metamizol	0,5–2,0
Paracetamol**	0,5–1,0

* Analgetisch wirksam insbesondere bei entzündlicher Ursache der Schmerzen (NSAR; siehe Text).
** Relativ unwirksam bei entzündlicher Ursache der Schmerzen (keine Hemmung der Prostaglandinsynthese im Gewebe).

Schmerzmedikamente vom Morphintyp (zentral wirkende Analgetika)

Arzneimittel (Freiname)	Einzeldosis (Gramm) beim Erwachsenen	Anwendungsform	Wirkungsdauer (Stunden)
Morphin	0,01–0,015	i.v.	2
	0,01–0,015	s.c., i.m.	2–4
	0,03–0,06	oral	8–12
Levomethadon	0,0025	oral, sc., i.m.	5–7
Oxycodon	0,005–0,02	oral, s.c., i.m.	4–5
Buprenorphin	0,0003–0,0006	i.v., i.m., sublingual	4–8
Hydromorphon	0,002	s.c., i.m.	2–3
	0,0025	oral	
Pentazozin	0,025–0,05	s.c., i.m., oral, rektal	2–3
Pethidin	0,1–0,15	s.c., i.m., i.v., oral, rektal	2–4
Piritramid	0,015–0,03	i.v., i.m.	2–4
Tramadol	0,05–0,1	s.c., i.m., i.v., oral, rektal	4–6

Die zytostatische Chemotherapie bösartiger Tumoren stellt neben Operation und Strahlentherapie die dritte Behandlungsform bösartiger Erkrankungen dar. Der Name „Chemotherapie" rührt daher, daß diese heute als Zytostatika bezeichneten Medikamente ursprünglich chemisch synthetisiert wurden. Viele der derzeit verfügbaren zytostatischen Substanzen sind jedoch natürlicher Abstammung, werden aus Pflanzen oder Pilzen gewonnen und dann teils in unveränderter, teils in veränderter Form als Medikamente eingesetzt. Der Begriff „Zytostatikum" (das Zellwachstum hemmende Substanz) bezieht sich auf den Wirkungsmechanismus dieser Medikamente.

Grundlagen der zytostatischen Chemotherapie

Bösartige Tumoren sind deshalb bösartig, weil sie sich den Kontrollmechanismen entzogen haben, die im gesunden Organismus und in gesunden Geweben für das Zellwachstum zuständig sind. Sie wachsen unkontrolliert, dringen dabei in die Umgebung ein und zerstören diese. Zytostatika hemmen dieses unkontrollierte Zellwachstum.

Die Wirkmechanismen der Zytostatika sind außerordentlich vielfältig. Manche der Zytostatika stören den Aufbau des für die Zellteilung notwendigen sogenannten Spindelapparates (sog. „Spindelgifte"); andere greifen in den Stoffwechsel der Zelle ein und verhindern so die Bereitstellung der Stoffwechsel-Bausteine, die für die Zellteilung unbedingt erforderlich sind (sogenannte „Antimetaboliten"); wieder andere Zytostatika schädigen die in den Chromosomen lokalisierte Erbsubstanz in einer Weise, daß diese nicht mehr die für die Zellteilung notwendigen Befehle an die Zelle weiterleiten kann (dies gilt z. B. für Alkylanzien, Anthracycline, Topoisomerasehemmer). Die unterschiedlichen Gruppen von Zytostatika werden später ausführlicher beschrieben.

Der Wirkmechanismus zytostatischer Substanzen erklärt, weshalb teilungsaktive, schnell wachsende Tumoren wie Leukämien, vom lymphatischen System ausgehende Tumoren (sog. maligne Lymphome), Hodentumoren, Eierstocktumoren oder Brustkrebse besonders gut auf zytostatische Behandlung ansprechen, während die eher langsam wachsenden Tumoren gegenüber Zytostatika in der Regel weniger empfindlich sind.

Aus dem Wirkungsmechanismus der Zytostatika erklären sich auch ihre Nebenwirkungen: Da sie selbstverständlich nicht nur auf bösartige, sondern auch auf gutartige Gewebe einwirken, werden sie insbesondere in schnell wachsenden Geweben wie Haarwurzeln, Knochenmark und Schleimhäuten einen Schaden hervorrufen, der zu den klinisch bedeutsamen Nebenwirkungen führt.

Ein großes Problem in der zystostatischen Behandlung bösartiger Tumoren ist die sogenannte **Resistenz**. Hierunter verstehen wir eine unzureichende Empfindlichkeit eines Tumors gegenüber zytostatischen Substanzen und dadurch unzureichende Wirkung zytostatischer Chemotherapie. Man unterscheidet die primäre von der sekundären Resistenz. Bei der primären Resistenz ist ein Tumor bereits bei erster Anwendung zytostatischer Medikamente unempfindlich, solche Behandlung führt also nicht zum Stillstand des Tumorwachstums oder gar zur Tumorverkleinerung. Bei der sekundären Resistenz hingegen spricht der Tumor zunächst auf zytostatische Behandlung an; bei fortgesetzter oder aber bei später erneut aufgenommener zytostatischer Behandlung reagiert dann aber der Tumor immer weniger auf diese Therapie. Die Mechanismen dieser Resistenz werden heute intensiv erforscht und sind teilweise schon bekannt; es steht zu hoffen, daß durch diese Kenntnisse Methoden entwickelt werden, wie die Resistenz überwunden und dadurch zytostatische Behandlung zukünftig wirksamer gestaltet werden kann.

Entwicklung zytostatischer Behandlungsverfahren

Die Entwicklung einer zytostatischen Substanz bis hin zur Einführung in den klinischen Alltag ist außerordentlich langwierig und teuer und unterliegt äußerst strengen Kontrollen, was die oft hohen Kosten dieser Medikamente erklärt. In einem ersten Schritt werden derartige Substanzen in Zellkulturen auf ihre Fähigkeit hin getestet, das Zellwachstum zu bremsen. In standardisierten Tierversuchen wird dann zum einen die Toxizität der zytostatisch wirkenden Substanz (d.h. ihre Nebenwirkungen auf gesunde Gewebe), zum anderen die wachstumshemmende Wirkung bei unterschiedlichen Tumoren untersucht. Hat eine Testsubstanz auch diese Prüfungen bestanden, folgen Untersuchungen am Menschen, welche wiederum in mehrere streng kontrollierte Untersuchungsschritte aufgeteilt werden (Phase I–III). Entscheidend ist das Ergebnis der Phase-III-Studien, in denen die neue Substanz mit bereits zugelassenen Zytostatika verglichen wird. Derartige klinische Studien sind unerläßlich für die Fortentwicklung medizinischen Wissens auch im Bereich der Onkologie.

Anwendungsweise zytostatischer Substanzen

Zytostatika werden je nach ihren physiko-chemischen Eigenschaften als Tabletten/Dragees (oral) oder (meistens) intravenös verabreicht. Die intravenöse Gabe erfolgt teils als rasche Injektion, teils als kurze oder längerwährende Infusion, in den letzten Jahren zunehmend auch als Langzeit-Infusion über Tage und Wochen, was ambulant mit Hilfe subkutan angelegter sogenannter Venenports und mit Hilfe tragbarer Pumpen durchführbar ist.

Manche Tumoren, vor allem bestimmte Leukämien und Lymphome, werden mit einem einzigen Zytostatikum behandelt (Monotherapie). In der Regel wird aber eine Kombinations-Chemotherapie durchgeführt; bei der gleichzeitig oder in enger zeitlicher Abfolge unterschiedliche Zytostatika verabreicht werden. Jedes der verwendeten Medikamente muß bei dem betreffenden Tumor wirksam sein; wünschenswert ist außerdem, daß die Zytostatika ihre Nebenwirkungen an unterschiedlichen Organen entfalten. Auf diese Weise wird erreicht, daß der Tumor maximal unter Beschuß gerät, während sich die Nebenwirkungen verteilen und dadurch relativ gering bleiben.

Zytostatische Monotherapie wird teils in Zyklen, teils kontinuierlich durchgeführt, während die Kombinations-Chemotherapie immer zyklisch erfolgt. Bei zyklischen Chemotherapien werden die zytostatischen Substanzen an einem oder an wenigen aufeinanderfolgenden Tagen gegeben. Daran schließt sich ein therapiefreies Intervall von etwa drei bis vier Wochen an. Diese Pause ist erforderlich, damit die an gesunden Geweben hervorgerufenen Nebenwirkungen abklingen und diese Gewebe sich regenerieren können. In besonderer Weise gilt dies für das Knochenmark bzw. das Blutbild.

Nebenwirkungen zytostatischer Medikamente

■ Gastrointestinale Nebenwirkungen

Fast allen Zytostatika ist gemeinsam, daß sie das Brechzentrum im Gehirn reizen und dadurch häufig zu Übelkeit (Nausea) oder Erbrechen (Emesis) führen. Bei manchen Zytostatika ist diese Nebenwirkung gering, bei anderen stark ausgeprägt. Glücklicherweise können wir heute diese Nebenwirkung durch geeignete Begleitmedikamente (sog. Antiemetika), die vor oder parallel zur zytostatischen Behandlung verabreicht werden, weitgehend oder vollständig unterbinden. Hierzu eignen sich insbesondere die Serotonin-Antagonisten. Diese Medikamente neutralisieren im Brechzentrum die dort durch zytostatische Behandlung vermehrt freigesetzte Substanz Serotonin und dämpfen auf diese Weise Brechreiz und Übelkeit. Zu den Serotonin-Antagonisten gehören Ondansetron, Granisetron, Tropisetron und Dolasetron. Auch hochdosiert verabreichte Cortisonpräparate (Dexamethason) und Substanzen wie Alizaprid werden in der Behandlung des Zytostatika-assoziierten Brechreizes eingesetzt.

Nicht alle zytostatischen Behandlungen müssen durch die genannten antiemetischen Begleittherapien „abgedeckt" werden. Falls Zytostatika verabreicht werden, die nur geringen Brechreiz auslösen, genügt es oft, wenn der Patient eine milde Kost zu sich nimmt und säurehaltige Getränke (Fruchtsäfte, Weißwein, Sekt), starken Kaffee oder schwer verdauliche Speisen meidet. Bei allen Substanzen, die zu stärkerem oder starkem Brechreiz führen können, ist jedoch eine Begleitmedikation mit einer oder mehreren der genannten Substanzen unverzichtbar. Seit wirksamere Antiemetika verfügbar sind, wird die früher wegen des oft sehr starken Brechreizes gefürchtete Chemotherapie deutlich besser akzeptiert, ganz einfach weil die Patienten sie heute subjektiv wesentlich besser vertragen.

■ Hämatologische Nebenwirkungen (an Blutbild und Knochenmark)

Das Knochenmark ist ein außerordentlich teilungsaktives Gewebe; es bildet beim Gesunden pro Sekunde viele Millionen Blutzellen (rote und weiße Blutkörperchen und Blutplättchen). Deshalb wird es besonders leicht durch zytostatische Substanzen geschädigt. Praktisch alle Zytostatika hemmen vorübergehend die Zellteilungsaktivität des Knochenmarks. Die Folge davon ist, daß insbesondere die Zahl der weißen Blutkörperchen (Leukozyten) – beginnend meist etwa 8 Tage nach Beginn der Chemotherapie – sinkt und wenige Tage später ihren Tiefpunkt erreicht, um sich danach meist relativ rasch zu erholen. Da eine zu starke Abnahme der weißen Blutkörperchen die Abwehrkräfte schwächt, können die Zytostatika wegen der Knochenmark- bzw. Blutzelltoxizität nicht so hoch dosiert werden, wie es oft wünschenswert wäre.

Falls bei zyklischer Behandlung das Zytostatikum erneut verabreicht wird, bevor das Knochenmark sich vollständig erholt hat, wird von Zyklus zu Zyklus die Schädigung des Knochenmarks zunehmen und dann früher oder später die Zahl der gesunden Blutzellen – insbesondere der weißen Blutkörperchen – auf kritische Werte absinken. Deshalb wird in der Regel erst dann wieder zytostatisch behandelt, wenn sich das Blutbild und insbesondere die Zahl weißer Blutkörperchen normalisiert hat.

Auch bei einer „maßgeschneiderten" zytostatischen Behandlung können die weißen Blutkörperchen gelegentlich unerwartet stark abfallen. Dies ist insbesondere dann der Fall, wenn Tumoren ins Knochenmark gestreut (metastasiert) haben, da dann dessen blutbildende Funktion bereits vor der Chemotherapie beeinträchtigt ist. Auch nach wiederholter Chemotherapie oder ausgiebiger Vorbestrahlung blutbildender Knochenmarkabschnitte nimmt die Zahl der weißen Blutkörperchen nach zytostatischer Behandlung oft besonders stark ab.

Treten während dieser Phase der Leukopenie Fieber oder bakterielle Infektionen auf, muß der Patient intensiv und darum meist stationär mit Antibiotika behandelt werden, um unnötigen Schaden abzuwenden. Glücklicherweise gibt es inzwischen gentechnologisch hergestellte hämopoïetische Wachstumsfaktoren als Medikamente, die eine verstärkte Bildung weißer Blutkörperchen im Knochenmark bewirken. Dadurch können wir die Dauer einer kritischen Leukopenie nach zytostatischer Therapie abkürzen und infektiöse Komplikationen verhindern bzw. besser bekämpfen. Zu diesen leider noch außerordentlich teuren Substanzen zählen Filgrastim, Lenograstim und Molgramostim.

■ Haarausfall

Die Haarwurzeln sind sehr teilungsaktiv. Dies erklärt, weshalb viele zytostatische Substanzen zu einem mehr oder weniger ausgeprägten Haarausfall führen. Glücklicherweise ist wie auch beim Knochenmark die Schädigung der Haarwurzeln nur vorübergehend; dadurch kommt es früher oder später – nicht selten sogar noch während einer Chemotherapie – zum erneuten Haarwachstum. Dabei ändert sich gelegentlich die Haarfarbe; bei manchen Patienten wachsen graue Haare nach, während andere, zuvor grauhaarige Patienten wieder ihre ursprüngliche, jugendliche Haarfarbe erhalten.

■ Schleimhautschäden

Da Zytostatika die Schleimhäute des gesamten Magen-Darm-Traktes (Mundhöhle, Speiseröhre, Magen, Dünn- und Dickdarm) angreifen, können sich Entzündungen der Mundschleimhaut oder auch Durchfälle entwickeln. Die Entzündung der Mundschleimhaut (Stomatitis) ist bei den gängigen Dosierungen zytostatischer Medikamente meist nur gering ausgeprägt, kann jedoch bei empfindlichen Patienten so stark sein, daß sie diese durch Schmerzen beim Essen und Trinken erheblich belastet. Regelmäßiges Mundspülen und der vorübergehende Verzicht auf das Tragen von Zahnprothesen helfen den Patienten, die Beschwerden zu ertragen. Bei starker Stomatitis kann selten vorübergehende stationäre Behandlung mit intravenöser Ernährung und Schmerztherapie erforderlich werden.

Die Schädigung der Darmschleimhäute führt zu Durchfällen; die damit verbundenen Flüssigkeits- und Salzverluste machen gelegentlich eine stationäre Infusionsbehandlung erforderlich. Blutige Durchfälle treten selten auf. Sowohl die Schädigung der Mundschleimhaut wie auch die der Darmschleimhaut hält in der Regel nur wenige Tage an, da diese Gewebe sich meist rasch regenerieren.

■ Gewebsreizung an der Injektionsstelle

Manche zytostatischen Substanzen schädigen bei intravenöser Injektion/Infusion die Venenwand; dies kann zu lokaler Venenentzündung führen. Andere Substanzen rufen sehr ausgeprägte Gewebsschäden hervor, falls sie versehentlich ins Gewebe (paravenös) gespritzt werden. Derartige Substanzen werden vorzugsweise über sogenannte zentrale Venenkatheter verabreicht; dies sind 30 bis 40 cm lange dünne Schläuche, die über eine Vene am Arm oder am Hals ins Venensystem eingeführt und in die großen Körpervenen vorgeschoben werden, wo die Injektion des Zytostatikums keine schädigende Wirkung auslöst.

■ Organschäden

Zytostatika können unterschiedliche Organe (Niere, Herzmuskel, Nerven, Gehör, Lungen) schädigen. Glücklicherweise ist dies mit den gängigen Dosierungen dieser Medikamente praktisch nie zu Beginn der Therapie der Fall, kann jedoch bei wiederholter Behandlung zu einem Problem werden. Dem onkologisch erfahrenen Arzt sind diese Nebenwirkungen wohlbekannt; vor allem nach wiederholter zytostatischer Behandlung wird er deshalb die Therapie erst fortsetzen, wenn zuvor durchgeführte Kontrollen die Intaktheit des jeweils gefährdeten Organs bestätigt haben.

Indikationen zur zytostatischen Chemotherapie

Zytostatische Medikamente werden teils mit kurativem, teils mit palliativem Therapieziel eingesetzt.

■ Kurative Zielsetzung (Heilung)

Manche bösartigen Erkrankungen lassen sich heute durch zytostatische Behandlung heilen. Dies gilt insbesondere für die akuten Leukämien des Kindesalters, weniger auch des Erwachsenenalters; es gilt weiter für bestimmte maligne Lymphome (vom lymphatischen System ausgehende bösartige Tumoren) und Hodenkarzinome.

Im Gegensatz zu diesen hämatologischen Tumorerkrankungen werden die Karzinome der unterschiedlichen Organe des Körpers (Brustdrüse, Lunge, Magen, Dickdarm, usw.) in der Regel zuerst chirurgisch behandelt. In den letzten Jahren setzt sich zunehmend das Konzept der sogenannten **multimodalen Primärbehandlung** durch, so z.B. bei Lungen-, Speiseröhren-, Enddarmkarzinomen und bei den Tumoren des HNO-Bereichs. Bei diesem Vorgehen wird vor, während oder nach operativer Behandlung eine Chemotherapie, oft auch noch eine Strahlentherapie eingesetzt. Die Kombination der unterschiedlichen Behandlungsverfahren (Operation, Bestrahlung, Chemotherapie) führt bei diesen Tumoren zu besseren Heilungsraten als die alleinige Operation.

Bei metastasierten Organtumoren sind die Heilungsmöglichkeiten durch zytostatische Behandlung leider noch immer sehr gering. Eine erwähnenswerte Ausnahme ist der Hodenkrebs. Dieser vor allem bei jüngeren Männern auftretende und früher im metastasierten Stadium meist rasch zum Tode führende Tumor läßt sich heute bei der Mehrzahl der Patienten auch bei fortgeschrittener Metastasierung noch heilen. Dasselbe gilt für die seltenen, dem Hodenkrebs eng verwandten Keimzelltumoren (Eierstöcke) der Frau.

■ Palliative Zielsetzung (Linderung)

Palliative zytostatische Behandlung soll bei einer nicht heilbaren Tumorerkrankung Gefahren oder Komplikationen abwenden, dadurch die Lebensqualität verbessern und wenn möglich auch das Leben verlängern. In dieser Situation muß der Arzt besonders sorgfältig den möglichen Nutzen der Behandlung gegenüber den Belastungen des Patienten durch die unvermeidbaren Nebenwirkungen der Chemotherapie abwägen. Ein Beispiel möge die Zielsetzung palliativer Chemotherapie beleuchten:

■ Manche Tumoren streuen (metastasieren) häufig in die Knochen; dies gilt insbesondere für Brust-, Lungen-, Nieren- und Prostatakrebs. Derartige Knochenmetastasen schwächen den Knochen. Neben den durch Knochenmetastasen hervorgerufenen Schmerzen können Spontanfrakturen zu starker Immobilisierung des Patienten führen; Spontanfrakturen von Wirbeln können sogar eine bleibende Querschnittslähmung hervorrufen. Knochenmetastasen stellen oft eine Indikation zu zytostatischer Behandlung dar, insbesondere wenn das Skelett an vielen Stellen gleichzeitig durch Metastasen befallen wird (einzelne Metastasen werden demgegenüber bevorzugt bestrahlt). Durch Chemotherapie ist häufig eine dramatische Schmerzminderung und eine nachhaltige Stabilisierung der Knochenstrukturen mit Vermeidung späterer Spontanfrakturen zu erreichen. Hier ist in Abwägung gegenüber den Nebenwirkungen der Vorteil der Therapie offensichtlich.

Beurteilung des Erfolgs einer zytostatischen Behandlung

Zytostatika hemmen das Wachstum bösartiger Tumoren: die Zahl bösartiger Zellen wird vermindert und der Tumor verkleinert oder auch geheilt.

Je nachdem wie gut ein bösartiger Tumor auf zytostatische Behandlung anspricht, kommt es zu einer **partiellen Remission** (noch nachweisbare Tumorreste) oder zu einer **kompletten Remission** (keine Tumorreste mehr nachweisbar). Komplette Remission ist jedoch nicht immer mit Heilung gleichzusetzen, da die uns zur Verfügung stehenden Kontrollverfahren (Röntgen, Computertomographie, Kernspintomographie, Ultraschall- oder Knochenmarkdiagnostik, Labormethoden) trotz aller Fortschritte noch relativ unempfindlich sind und kleinste Tumorreste im Körper nicht nachzuweisen vermögen.

Die wichtigsten Gruppen zytostatischer Medikamente

■ Alkylanzien

Alkylanzien sind chemisch synthetisierte Substanzen, welche die Erbstubstanz im Zellkern so schädigen, daß weitere Zellteilung unmöglich ist; oft stirbt dann die betreffende Zelle ab.

Die Alkylanzien zählen zu den ersten, vor etwa 50 Jahren in die internistische Onkologie eingeführten Medikamenten. Sie sind auch heute noch unverzichtbarer Bestandteil der meisten Kombinations-Chemotherapien. Cyclophosphamid, Chlorambucil, Ifosfamid, Melphalan, Nitrosoharnstoffe, Busulfan, Treosulfan, Thiotepa sind Alkylanzien.

Die häufigsten Indikationen für die Medikamente dieser Gruppe sind chronische Leukämien, maligne Lymphome, Brustkrebs, Eierstockskrebs, manche Lungenkarzinome. Typische Nebenwirkungen der Alkylanzien sind Hemmung der Knochenmarkfunktion, Haarausfall, unterschiedlich stark ausgeprägte gastrointestinale Beschwerden (Übelkeit, Erbrechen). Busulfan kann bei längerer Anwendung zu Lungenschäden (Lungenfibrose), Cyclophosphamid und Ifosfamid bei hochdosierter intravenöser Anwendung zu Schädigungen der Blasenschleimhaut führen (gegen letztere gibt es ein als Mesna bezeichnetes Schutzpräparat).

Je nach Indikation und klinischer Situation werden die Alkylanzien teils als Bestandteil zyklisch verabreichter Kombinations-Chemotherapien und dann zumeist intravenös, teils als niedrig-dosierte orale Dauertherapie verabreicht. Cyclophosphamid niedrig-dosiert als Dauertherapie wird auch zur medikamentösen Dämpfung des Immunsystems (Immunsuppression), z.B. bei den sogenannten Autoaggressionskrankheiten und nach Organtransplantationen, eingesetzt.

▪ Antimetaboliten

Unter Antimetaboliten verstehen wir zytostatisch wirkende chemisch hergestellte Substanzen, welche von der Zelle bei der Zellteilung statt normaler Stoffwechselprodukte verwendet werden, ohne daß sie deren Wirkung entfalten. Letztendlich resultieren hieraus Zellschäden, die Zelle kann sich nicht mehr teilen oder stirbt ab. Auch die Antimetaboliten zählen zu den ersten in die Onkologie eingeführten Zytostatika. Die wichtigsten Medikamente dieser Gruppe sind Methotrexat, Fluorouracil, Cytarabin (Cytosin-Arabinosid), Mercaptopurin, Azathioprin, Thioguanin. In jüngster Zeit wurden sehr vielversprechende Substanzen (Gemcitabin, Capecitabin) in die Therapie eingeführt. Antimetaboliten werden bei so unterschiedlichen Erkrankungen wie akuten Leukämien, malignen Lymphomen, Tumoren des Magen-Darm-Traktes oder Brustkrebs eingesetzt. Als orale Langzeittherapie wirken manche von ihnen (z. B. Methotrexat, Azathioprin) immunsuppressiv.

Typische Nebenwirkungen der Antimetaboliten sind insbesondere eine Stomatitis und die Hemmung der Knochenmarkfunktion, während sie nur selten Übelkeit und Erbrechen hervorrufen. Methotrexat wird auch als Langzeit-Therapie, z. B. bei chronischem Gelenkrheuma, eingesetzt und kann dann gelegentlich zu Leberschäden und Lungenschäden führen. Mercaptopurin und Azathioprin werden durch die gleichzeitige Behandlung mit dem Gichtmedikament Allopurinol in ihrer Wirkung massiv verstärkt und können dann schwere Nebenwirkungen hervorrufen; die Kombination dieser Medikamente ist daher strikt zu vermeiden.

Je nach Indikation und klinischer Situation werden die Antimetaboliten teils oral, teils intravenös verabreicht. Insbesondere das Fluorouracil wird in den letzten Jahren auch als 24-stündige hochdosierte Dauerinfusion oder als mehrwöchige intravenöse Dauerinfusion bei gastrointestinalen Tumoren mit oft erstaunlich guter Wirkung eingesetzt.

▪ Zytostatisch wirkende Antibiotika

Die von Pilzen gebildeten zytostatisch wirksamen Antibiotika werden entweder unverändert oder aber chemisch modifiziert als Zytostatika bei unterschiedlichsten Tumorformen eingesetzt. Diese Medikamente schädigen die Erbsubstanz in den Zellkernen, stören dadurch die Zellteilung und führen häufig auch zum Absterben der Zellen.

Die wichtigsten Vertreter der zytostatisch wirksamen Antibiotika sind die Anthracycline (Adriamycin, Epirubicin, Idarubicin), Actinomycin D, Bleomycin, Mitomycin und Mitoxantron. Sie werden insbesondere bei akuten Leukämien, aggressiv verlaufenden malignen Lymphomen, beim Brustkrebs und beim sogenannten kleinzelligen Lungenkrebs angewandt.

Typische Nebenwirkungen der zytostatisch wirksamen Antibiotika sind Haarausfall und Hemmung der Knochenmarkfunktion. Doxorubicin u. ä. (Anthracycline) können nach wiederholter Gabe eine chronische Schädigung des Herzmuskels hervorrufen, weshalb insbesondere bei längerer Therapiedauer mit diesen Medikamenten regelmäßige kardiologische Untersuchungen unbedingt erforderlich sind.

Mit Ausnahme des Idarubicin, das auch oral gegeben werden kann, werden sämtliche der genannten Substanzen intravenös verabreicht.

■ Mitosehemmstoffe

Die aus der Pflanze Immergrün (Vinca) gewonnenen Alkaloide (Vinblastin, Vincristin, Vindesine, Vinorelbin) wirken zytostatisch, indem sie die normale Zellteilung (Mitose) hemmen. Sie rufen keine Übelkeit hervor und stören die Knochenmarkfunktion nur wenig; daher werden sie häufig in Kombinations-Chemotherapien eingesetzt. Eine typische Nebenwirkung der Vincaalkaloide ist eine nach wiederholter Gabe früher oder später auftretende Nervenschädigung, die zu Pelzigkeit oder Kribbelgefühl in den Fingerspitzen oder Zehen, bei schwerer Ausprägung auch zu stärkeren Gefühlsstörungen oder Schwächung der Muskelkraft und gelegentlich zu Störungen der Darmbeweglichkeit führen kann. Deshalb sind regelmäßige neurologische Kontrollen unter Langzeittherapie mit diesen Medikamenten unerläßlich.

Eine neue Substanzgruppe sind die Taxane. Die Muttersubstanz dieser Medikamente wurde ursprünglich aus der pazifischen Eibe (Taxus) isoliert; heute wird die Grundsubstanz aus Eibenblättern gewonnen und anschließend chemisch modifiziert. Zur Verfügung stehen heute das Paclitaxel und das Docetaxel.

Diese Medikamente führen zu Haarausfall und zu Hemmung der Knochenmarkfunktion; gelegentlich treten bei Erstanwendung allergische Reaktionen (Kreislaufreaktionen, Atembeschwerden) auf. Da diese Medikamente häufig zur Flüssigkeitseinlagerung im Gewebe führen, müssen vor allem Patienten mit schlechter Nieren- oder Herzfunktion besonders überwacht werden.

Die Mitosehemmer Paclitaxel und Docetaxel stellen eine der wichtigsten Entwicklungen der letzten 10 Jahre in der Onkologie dar. Mit ihrer Hilfe lassen sich heute der Eierstockskrebs, Brustkrebs, Lungenkrebs, aber auch Karzinome des HNO-Bereichs wesentlich besser und wirksamer behandeln als früher.

■ Topoisomerase-Hemmer

Topoisomerase I und II sind im Zellkern lokalisierte Eiweißsubstanzen (Enzyme), die Schäden der Erbsubstanz DNS zu reparieren vermögen. Die Topoisomerase-Hemmer blockieren die Funktion dieser Enzyme und führen dadurch zu dauerhaften Schäden der Erbsubstanz und schließlich zum Absterben der Zelle. Zu diesen Substanzen zählen Etoposid und Teniposid (Hemmstoffe der Topoisomerase I) und Topotecan bzw. Irinotecan als Hemmstoffe der Topoisomerase II.

Nebenwirkungen dieser Zytostatika sind Haarausfall und Hemmung der Knochenmarksfunktion. Irinotekan kann zu u. U. schweren Durchfällen führen.

■ Zytostatika mit unterschiedlichen Wirkmechanismen

Eine Reihe von Zytostatika läßt sich keiner der oben dargestellten Gruppen zuordnen. Hierzu zählen vor allem die Platinderivate Cisplatin und Carboplatin, das Dacarbacin (DTIC), Hydroxyharnstoff und Procarbacin.

Cisplatin und Carboplatin sind aus dem onkologischen Alltag nicht mehr wegzudenken. Diese Zytostatika werden insbesondere bei Hodenkrebs, Eierstockskrebs, Lungenkrebs, Speiseröhrenkrebs und Karzinomen des HNO-Bereichs eingesetzt. Nebenwirkungen dieser Medikamente sind Haarausfall und Knochenmarkhemmung, bei unsachgemäßer Anwendung auch Nieren- und Nervenschäden. Der Umgang mit diesen Medikamenten setzt daher große onkologische Erfahrung, intensive Begleittherapien sowie sorgfältige Überwachungsmaßnahmen voraus.

Procarbacin wird heute nur noch selten (bei Hodgkin-Erkrankung), DTIC etwas häufiger (beim malignen Melanom [schwarzer Hautkrebs] und bösartigen Weichteiltumoren) eingesetzt.

Internistisch-onkologische Behandlungsverfahren bei den wichtigsten Krebsformen des Erwachsenenalters

■ Brustkrebs

■ **Die Primärtherapie** des Brustkrebses besteht heute in der operativen, möglichst organerhaltenden Tumorentfernung (Segmentresektion), seltener wird die tumorbefallene Brust entfernt (Mastektomie, Ablatio mammae). Nach brusterhaltender Tumorentfernung ist eine Nachbestrahlung der operierten Brust unerläßlich, da es sonst in einem sehr hohen Prozentsatz zu Tumorrezidiven in der betreffenden Brust kommt. Je nach Tumorstadium und bestimmten feingeweblichen Merkmalen des Tumors werden die Thoraxwand und die Lymphknotenregionen (Achselhöhle, hinter dem Brustbein) postoperativ bestrahlt.

Bei der internistisch-onkologischen (medikamentösen) Therapie des Brustkrebses ist zwischen hormoneller und zytostatischer Behandlung zu unterscheiden.

■ **Hormonelle Therapie.** Tumorzellen, die sogenannte Hormonrezeptoren (Östrogenrezeptor, Gestagenrezeptor) tragen, sind in der Regel hormonsensibel. Sie binden weibliche Geschlechtshormone (Östrogene bzw. Gestagene) an die Tumorzelle und schleusen sie in deren Stoffwechsel ein. Rezeptorpositive Tumoren sprechen zu etwa zwei Drittel auf hormonelle Therapie an, rezeptornegative Tumoren dagegen zu weniger als 10%. Unter „hormoneller Therapie" versteht man ganz unterschiedliche Therapieverfahren, die in den Stoffwechsel der weiblichen Hormone eingreifen. Dazu zählen die operative Entfernung der Eierstöcke bei Frauen vor den Wechseljahren (Ovarektomie), die Gabe von Antiöstrogenen, Aromatasehemmern und Gestagenen.

Ovarektomie: Durch die operative Entfernung der Eierstöcke wird die Hauptbildungsstelle der Östrogene entfernt, postoperativ sinkt der Östrogengehalt des Blutes und der Gewebe dramatisch ab.

Antiöstrogene: Die Medikamente dieser Gruppe (Tamoxifen, Raloxifen, Toremifen) besetzen die Hormonrezeptoren der Zellmembran und verhindern so, daß die natürlichen Geschlechtshormone in die Zelle eindringen.

Aromatasehemmer: Diese Substanzen (Amigluthetimid, Letrozol, Anastrozol) hemmen die Bildung von Östrogenen aus anderen körpereigenen Hormonen; dadurch verarmt die Tumorzelle an weiblichen Geschlechtshormonen.

Gestagene: Auch hohe Dosen Gelbkörperhormon (verwendet wird heute insbesondere Megestrol- und Medroxiprogesteronazetat) hemmen das Wachstum vieler hormonsensitiver Mammakarzinome.

■ **Zytostatische Therapie.** Der Brustkrebs zählt heute zu den zytostatisch gut behandelbaren Tumoren. Wir verfügen über eine Vielzahl von Zytostatika, welche beim Brustkrebs wirksam sind. Zu diesen Medikamenten zählen die Anthracycline (insbesondere Adriamycin und Epirubicin), die Alkylanzien (insbesondere Cyclophosphamid und Ifosfamid), bestimmte Antimetaboliten (insbesondere Methotrexat, Fluorouracil, Gemcitabin – und noch nicht im Handel – Capezitabin) sowie die Taxane (Taclitaxel, Docetaxel).

Die hormonelle und die zytostatische Therapie werden beim Mammakarzinom in zwei unterschiedlichen Situationen eingesetzt.

■ **Adjuvante Hormon- bzw. Chemotherapie.** Bei der adjuvanten Therapie handelt es sich um eine im Anschluß an die operative Primärtherapie vorsorglich (prophylaktisch) durchgeführte Chemotherapie bei Patientinnen mit hohem Rezidivrisiko.

Bestimmte Merkmale des Brustkrebses zeigen bereits zum Zeitpunkt der operativen Behandlung das Rezidivrisiko an. Hierzu zählen insbesondere die Größe des operierten Tumors in der Brust, Lymphknotenbefall der Achselhöhle, der Einbruch von Tumorzellen in Blut- oder Lymphbahnen, bestimmte histopathologische Merkmale der Aggressivität des Tumors (sog. Grading) und das Fehlen von Hormonrezeptoren. In jüngster Zeit wurde auch das Onkogen HER2 als Risikofaktor erkannt.

Je mehr dieser Risikofaktoren vorhanden sind, um so eher hat ein Brustkrebs zum Zeitpunkt der Operation bereits in den Körper gestreut. Diese Streuherde können so winzig sein, daß sie durch noch so empfindliche Diagnoseverfahren nicht nachweisbar sind. Sie führen aber früher oder später zum Rezidiv mit Metastasen; diese sind besonders häufig in den regionären Lymphknoten, Lunge, Leber und im Skelett lokalisiert.

Es ist heute gesichert, daß ein Teil der Patientinnen mit hohem Rezidivrisiko durch eine vorsorgliche postoperative (adjuvante) Hormon- oder Chemotherapie geheilt werden kann. Ob eine adjuvante Hormon- oder eine adjuvante Chemotherapie zum Einsatz kommt, hängt vor allem vom Alter der Patientin ab. Bei Frauen vor den Wechseljahren kommt eine adjuvante Hormontherapie nur in Ausnahmefällen in Betracht, während bei alten Patientinnen nur selten eine adjuvante Chemotherapie durchgeführt wird. Bei Patientinnen mit Hormonrezeptor-positiven Tumoren wird gelegentlich zunächst eine adjuvante Chemotherapie, dann über mehrere Jahre eine adjuvante Hormontherapie empfohlen.

■ **Palliative Hormon- oder Chemotherapie.** Sobald Metastasen aufgetreten sind, ist Brustkrebs mit den heutigen konventionellen Behandlungsverfahren nicht mehr heilbar. Dennoch ist eine palliative Hormon- oder Chemotherapie wirksam und segensreich, da sie den Patientinnen oft über Jahre hin ein weitgehend normales Leben ermöglicht.

Ob beim Auftreten von Metastasen primär eine Hormon- oder eine Chemotherapie eingesetzt wird, hängt neben dem Alter der Patientin insbesondere von der Lokalisation der Metastasen und (sofern bekannt) vom Hormonrezeptorgehalt der Tumorzellen ab.

Spricht ein metastasierter Brustkrebs auf eine hormonelle Erstbehandlung (in der Regel mit Tamoxifen durchgeführt) an, dann hat bei späterem Versagen dieser Behandlung eine hormonelle Zweittherapie (in der Regel mit Aromatasehemmern) sehr gute Aussichten auf Erfolg. Hochdosierte Gestagene werden meist erst als Mittel der dritten Wahl eingesetzt, da sie erhebliche Nebenwirkungen (oft starke Gewichtszunahme; Förderung von Thrombosen und Embolien) mit sich bringen.

Ist bei einem metastasierten Brustkrebs eine hormonelle Therapie nicht mehr wirksam oder aber primär nicht indiziert, verfügen wird heute bei diesem Tumor über vielfältige Möglichkeiten der zytostatischen Chemotherapie. Nur bei sehr alten Frauen wird diese Chemotherapie als Monotherapie (Behandlung mit nur einem Zytostatikum) durchgeführt, in der Regel dagegen als Kombinations-Chemotherapie.

Mehrere Therapieschemata sind international besonders gut eingeführt:
■ Das CMF-Schema, eine Kombination von Cyclophosphamid, Methotrexat und Fluorouracil. Es gibt unterschiedliche Anwendungsweisen dieses Schemas.
■ Das EC-Schema, eine Kombination aus Epirubicin und Cyclophosphamid, beide intravenös etwa alle vier Wochen verabreicht.
■ Ganz neu und als besonders wirksam erkannt ein Taxan (Taxol oder Taxotere), entweder als Monotherapie oder in Kombination mit Cyclophosphamid.

Noch im Entwicklungsstadium sind:
■ Monotherapie oder Kombinationstherapien mit Gemcitabin
■ Monotherapie mit Capezitabin.

■ **Überwachungs- und Kontrolluntersuchungen unter zytostatischer Therapie.**
Zytostatische Therapie ist mit einer Reihe unvermeidbarer Nebenwirkungen behaftet.

Die zyklisch wiederholte Chemotherapie erfordert daher regelmäßige Kontrollen des Blutbildes, um diese Veränderungen zu erfassen. Ein neuer Therapiezyklus darf erst beginnen, nachdem sich die Zahl der weißen Blutkörperchen und der Blutplättchen normalisiert hat.

Vor zytostatischer Behandlung mit Cisplatin ist eine exakte Kontrolle der Nierenfunktion erforderlich, da diese Substanz bei eingeschränkter Nierenfunktion nicht verabreicht werden darf.

Die angeführten Untersuchungen sind erforderlich, um die Nebenwirkungen zytostatischer Therapie so gering wie möglich zu halten. Der behandelnde Arzt wird außerdem die Wirksamkeit der zytostatischen Therapie überwachen und entscheiden, ob eine eingeleitete Kombinationstherapie fortgeführt oder geändert werden muß.

Die Art dieser Therapiekontrollen richtet sich nach dem Befallsmuster des Tumors bei dem einzelnen Patienten. Einfach ist die Größenkontrolle von tastbaren (Haut, Lymphknoten) oder apparativ sichtbaren Metastasen (Lungenmetastasen: Röntgenuntersuchung; Lebermetastasen: Ultraschall; Bauchhöhle oder Mittelfeld des Brustraumes: Computertomographie).

Blutuntersuchungen (Leberwerte, Knochenwerte) können weitere Informationen zur Kontrolle des Therapieerfolgs beitragen. Dasselbe gilt für die sogenannten Tumormarker, das sind Eiweißstoffe, die manche Tumoren ins Blut abgeben und die hier nachweisbar sind. Anstieg der Tumormarker bedeutet Zunahme der Tumormasse und damit fehlendes Ansprechen auf eine Chemotherapie; dagegen weist eine Abnahme der Tumormarker darauf hin, daß die Tumormasse kleiner wird, die zytostatische Chemotherapie also wirksam ist.

In Einzelfällen kann jedoch das Ansprechen oder Nichtansprechen eines Tumors auf zytostatische Therapie außerordentlich schwierig zu beurteilen sein. Hier gibt dann oft die Erfahrung des behandelnden Arztes den Ausschlag.

■ **Lungenkrebs**

Die Lungenkrebse (auch Bronchialkrebse genannt) beginnen in den großen oder kleinen Bronchien. Das Tumorwachstum kann die Bronchien verschließen und damit Belüftungsstörungen der dahinterliegenden Lungenabschnitte verursachen. Peripher gelegene Lungenkrebse können in das Rippenfell, den Herzbeutel oder die Brustwand einwachsen. Lungenkrebse streuen häufig auf dem Blutweg, insbesondere in Knochen, Leber, Hirn und Nebennieren. Auch solche Metastasen können zu ernsthaften, nicht selten zu lebensbedrohlichen Problemen führen.

Im Hinblick auf die einzuschlagende Behandlung unterscheiden wir zwei Gruppen von Lungenkrebsen: die kleinzelligen Krebse (die, wie der Gewebsschnitt zeigt, aus kleinen Zellen bestehen) und die nicht-kleinzelligen Lungenkrebse. Die kleinzelligen Lungenkrebse streuen oft sehr früh auf dem Blutweg und haben deshalb zum Zeitpunkt der Diagnose der Krebserkrankung meist bereits ausgedehnt metastasiert. Die nicht-kleinzelligen Lungenkrebse dagegen streuen oft erst spät, sind somit zum Zeitpunkt der Diagnose häufig noch lokalisiert und dadurch u. U. einer Operation zugänglich. Während die kleinzelligen Lungenkrebse auf Chemotherapie gut ansprechen, galten die nicht-kleinzelligen Lungenkrebse bis vor kurzer Zeit als zytostatisch kaum behandelbar. Erst mit den in den letzten Jahren entwickelten Zytostatika bestehen auch bei nicht-kleinzelligen Lungenkrebsen gute Behandlungsaussichten (siehe unten).

■ **Die Erstbehandlung der nicht-kleinzelligen Lungenkrebse** besteht in der operativen Entfernung des Lungentumors, wobei je nach Lage und Größe des Tumors mehr oder weniger große Lungenabschnitte geopfert werden müssen. Die radikalste Operationsform der Lungenkrebse ist die Pneumektomie, bei der ein Lungenflügel entfernt wird. Voraussetzungen für die operative Therapie der Lungenkrebse sind, daß keine Fernmetastasierung und allenfalls eine sehr begrenzte Metastasierung in den Lymphknoten der Lungenwurzel nachweisbar ist und daß die verbleibenden Lungenabschnitte voll funktionstüchtig sind, so daß der Patient postoperativ ein weitgehend normales Leben führen kann. Außerdem setzt die Operation ein gesundes Herz voraus.

In jüngster Zeit haben sich zunehmend kombinierte Behandlungsverfahren der nicht-kleinzelligen Lungenkarzinome durchgesetzt. Dabei werden größere Lungenkarzinome präoperativ durch Chemotherapie oder durch eine Kombination von Chemo- plus Strahlentherapie behandelt, um den Tumor zu verkleinern und damit die spätere Operation weniger eingreifend zu gestalten. Auch postoperative Chemo- und/oder Strahlentherapie wird bei den nicht-kleinzelligen Lungenkarzinomen eingesetzt, um die Behandlungsergebnisse zu verbessern.

■ **Erstbehandlung der kleinzelligen Lungenkrebse.** Zum Zeitpunkt der Diagnose muß bei diesen Tumoren davon ausgegangen werden, daß Metastasen (sog. „Mikrometastasen") auch dann vorliegen, wenn sie mit den heute verfügbaren diagnostischen Verfahren (z. B. Röntgen, Ultraschall, Computertomographie) noch nicht nachweisbar sind. Deshalb besteht die Erstbehandlung der kleinzelligen Lungenkarzinome in aller Regel in einer zytostatischen Kombinations-Chemotherapie, wobei sich insbesondere das ACO-Schema (eine Kombination aus Adriamycin, Cyclophosphamid und Vincristin) und die Kombination von Cisplatin mit Fluorouracil oder Vinorelbine bewährt haben.

Die ärztliche Erfahrung lehrt, daß nach zytostatischer Primärtherapie eines kleinzelligen Bronchialkarzinoms das Rezidiv häufig im Gehirn lokalisiert ist. Die meisten Zytostatika treten nämlich nur unzureichend aus dem Blut ins Gehirn über (Blut-Hirn-Schranke), so daß hier im Gegensatz zu den anderen Körpergeweben zu niedrige Wirkspiegel erreicht werden. Deshalb wird heute, auch wenn ein kleinzelliges Bronchialkarzinom sehr gut auf Chemotherapie anspricht (d.h. wenn ein ursprünglich nur relativ kleiner Primärtumor vollständig verschwindet), vorsorglich das Gehirn bestrahlt, um spätere Rezidive im Gehirn zu verhindern.

Wir sind heute in der Lage, durch eine Kombination verschiedener zytostatischer Chemotherapieschemata (z.B. erst das ACO-Schema, gefolgt von Cisplatin/Vinorelbin) und Nachbestrahlung des Gehirns einen Teil der Patienten mit kleinzelligem Bronchialkarzinom zu heilen.

■ **Palliative Chemotherapie der Lungenkarzinome.** Sind Metastasen aufgetreten, lassen sich Lungenkarzinome mit den heute verfügbaren Therapieverfahren nicht mehr heilen. In vielen Fällen lohnt sich jedoch der Versuch einer palliativen zytostatischen Behandlung; denn wenn der Tumor darauf anspricht, wird dem Patienten eine u.U. längere Phase guter Lebensqualität vermittelt. Die Art der palliativen Chemotherapie richtet sich nach dem Gewebstyp des Lungenkrebses.

Bei den **kleinzelligen Lungenkarzinomen** haben sich insbesondere das ACO-Schema (s.o.) und die Kombination von Cisplatin mit Fluorouracil oder Vinorelbin therapeutisch bewährt. Auch die in den letzten Jahren eingeführten Taxane (Taxol, Taxotere) und Gemcitabin sind gut wirksam.

Bei den **nicht-kleinzelligen Lungenkarzinomen** sind insbesondere die Zytostatika Cisplatin, Carboplatin, Ifosfamid, die Taxane, Vinorelbin und Gemcitabin allein oder in Kombination wirksam. Ihre Wirkung bei den nicht-kleinzelligen Tumoren ist meist jedoch nicht so gut wie bei den kleinzelligen Lungenkarzinomen. Deswegen muß die Entscheidung für oder gegen eine palliative Chemotherapie eines nicht-kleinzelligen Lungenkrebses stets individuell getroffen werden. Dabei sind das Krankheitsstadium, andere Organerkrankungen, das Alter und die gesamte Lebenssituation des Patienten zu berücksichtigen.

■ **Strahlentherapie der Lungenkarzinome.** Die Strahlentherapie der Lungenkrebse hat sowohl in der kurativen Primärtherapie als auch in der palliativen Therapie einen hohen Stellenwert. Dies gilt für die kleinzelligen wie für die nicht-kleinzelligen Lungenkrebse. Bestrahlt werden nicht nur die Primärtumoren, sondern auch Metastasen, wobei z. B. die Bestrahlung von Knochen- oder Hirnmetastasen häufig außerordentlich gute und langwährende Erfolge zeitigt. Ob und wann bestrahlt wird, ob alle Metastasen oder nur ein Teil bestrahlt wird, ob die Bestrahlung als alleinige Maßnahme oder in Kombination mit einer Chemotherapie erfolgt, ob sie prä- oder postoperativ durchgeführt wird – alle diese Fragen sind im Einzelfall zu klären. Hier ist eine enge Kooperation zwischen dem internistischen Onkologen, dem Strahlentherapeuten und dem Chirurgen unerläßlich.

■ Die Karzinome des HNO-Bereiches (Mundhöhle, Nasenhöhle, Nasennebenhöhlen, Rachenbereich)

An Tumoren des HNO-Bereichs erkranken meist Personen, die im Übermaß Alkohol und/oder Zigaretten konsumieren. Nicht selten treten mehrere dieser Tumoren an verschiedenen Stellen des HNO-Bereichs oder der Bronchien gleichzeitig oder im Abstand von Jahren bei derselben Person auf. Meist handelt es sich um Plattenepithelkarzinome. Sie metastasieren zunächst in benachbarte Lymphknotenregionen, später dann in Skelett, Lungen oder Leber.

Operiert werden diese Tumoren dann, wenn Aussicht besteht, sie auf chirurgischem Wege total zu entfernen. Dies ist meist dann der Fall, wenn der Primärtumor selbst klein ist und wenn er nicht oder nur sehr eingeschränkt in benachbarte Lymphknotenregionen gestreut hat. Bei ausgedehnten oder bereits fernmetastasierten Tumoren hingegen ist operative Behandlung wenig sinnvoll.

Neben der operativen Therapie sind die zytostatische Chemotherapie und die Strahlentherapie vielversprechende Behandlungsverfahren.

■ **Zytostatische Chemotherapie.** Die HNO-Karzinome sind zytostatisch gut behandelbar. Besonders wirksam ist die Kombination von Cisplatin (oder Carboplatin) mit Fluorouracil. Die neueren Zytostatika Taxol, Taxotere und Gemcitabin stellen eine wesentliche Bereicherung der Behandlungsmöglichkeiten von HNO-Karzinomen dar.

Insbesondere bei kleinen HNO-Tumoren mit noch guten Heilungsmöglichkeiten wird eine postoperative oder präoperative Chemotherapie häufig mit einer Strahlentherapie kombiniert.

■ Dickdarmkrebs (Kolonkarzinom)

In den westlichen Industrieländern zählen die Dickdarmkarzinome zu den häufigsten Krebsformen.

Durch Früherkennungsmaßnahmen (Untersuchung des Stuhls auf Blutspuren [okkultes Blut], Vorsorge-Koloskopien bei Mitgliedern von Risikofamilien [z. B. mit familiär auftretenden Dickdarmpolypen oder familiär gehäuft auftretendem Dickdarmkrebs]) läßt sich die Häufigkeit von Dickdarmkarzinomen reduzieren bzw. die Diagnose dieser Karzinome in einem sehr frühen Stadium mit hohen Heilungschancen stellen.

Primärtherapie ist stets die Operation. Ihr Ziel ist, den Tumor und die zugehörigen Lymphknoten mit einem ausreichend großen Sicherheitsabstand zu entfernen. Ist der Tumor klein (geringer Durchmesser und eine nur geringe Eindringtiefe in die Darmwand) und sind die versorgenden Lymphknotenregionen (regionäre Lymphknoten) nicht von Tumormetastasen befallen, dann sind die Heilungschancen nach alleiniger operativer Therapie sehr gut; eine Nachbehandlung (z. B. mit Chemotherapie) verbessert dann die Behandlungsergebnisse nicht.

Bei großem Primärtumor und/oder bei Metastasen in regionäre Lymphknoten hingegen besteht ohne weitere Behandlung nach alleiniger operativer Therapie ein hohes Rückfallrisiko. Aus diesem Grunde wird für Patienten mit fortgeschrittenen Tumorstadien heute regelmäßig eine postoperative (adjuvante) Chemotherapie empfohlen.

Adjuvante Chemotherapie der Dickdarmkarzinome. Über Jahre hin stellte eine einjährige adjuvante Chemotherapie mit Fluorouracil und Levamisol den Behandlungsstandard dar. Inzwischen wissen wir, daß Levamisol in dieser Kombination keine Wirkung entfaltet. Heute wird weltweit die Kombination von Fluorouracil mit Folinsäure als adjuvante Chemotherapie des Kolonkarzinoms empfohlen. Folinsäure selbst ist kein Zytostatikum, verstärkt jedoch die Wirkung des Fluorouracils an den Tumorzellen. Diese Therapie wird 6 Monate in 4wöchentlichen Abständen durchgeführt.

Palliative Chemotherapie der Dickdarmkarzinome. Die Metastasierung eines Kolonkarzinoms stellt für sich allein noch keine Indikation zur Einleitung einer palliativen Chemotherapie dar. Metastasen eines Kolonkarzinoms wachsen häufig nur sehr allmählich und ohne das Wohlergehen oder das Leben des Patienten zu gefährden, so daß unbedenklich mit der Einleitung einer Chemotherapie abgewartet werden kann.

Führt die Metastasierung jedoch zu Beschwerden, beeinträchtigt sie das Wohlergehen oder gefährdet sie das Leben des Patienten, ist eine palliative zytostatische Behandlung indiziert.

Grundstein dieser Behandlung ist wie bei der adjuvanten Chemotherapie das Fluorouracil, wiederum in der Regel kombiniert mit Folinsäure. Diese Medikamente werden nach unterschiedlichen Chemotherapieschemata eingesetzt:

■ Sogenanntes Mayo-Schema: Fluorouracil plus Folinsäure intravenös verabreicht an fünf aufeinanderfolgenden Tagen, dazwischen 4wöchige Pausen.

■ Hochdosis-Fluorouracil wöchentlich: Fluorouracil plus Folinsäure hochdosiert wöchentlich verabreicht als 24-Stunden-Infusion.

■ Fluorouracil-Dauerinfusion: Fluorouracil wird (in der Regel über einen subkutan implantierten Venenport) mit Hilfe einer externen, tragbaren Pumpe als Dauerinfusion wochenlang in niedrigen Dosen infundiert.

Jedes dieser drei Schemata hat Vor- und Nachteile. Welches der Schemata für einen Patienten am geeignetsten ist, entscheidet der Arzt.

Neuere Medikamente. Irinotecan stellt ein neues, vielversprechendes Medikament für die Therapie der Kolonkarzinome dar. Dieses Medikament ist häufig auch dann wirksam, wenn Fluorouracil versagt. Eine der wesentlichen Nebenwirkungen des Irinotecans sind häufig starke Durchfälle, die gelegentlich eine stationäre Behandlung erfordern. In allerjüngster Zeit wurde Oxaliplatin (eine dem Cisplatin verwandte Substanz) in die Chemotherapie des metastasierenden Dickdarmkrebses eingeführt.

■ Enddarm- oder Rektumkarzinome

Die Behandlung der Karzinome des Enddarms unterscheidet sich von der des restlichen Dickdarms. Dies ist einerseits durch die besonderen anatomischen Gegebenheiten im Rektum bedingt; zum anderen sind die Rektumkarzinome von ihrer Lokalisation her einer Bestrahlung zugänglich. Der Chirurg wird stets bemüht sein, ein Rektumkarzinom kontinenzerhaltend zu operieren, d.h. einen künstlichen Darmausgang (Anus praeter) nach Möglichkeit zu vermeiden. Dies gelingt fast regelmäßig, wenn der Tumor mehr als 8 cm vom Analring entfernt ist. Bei tiefer sitzenden Dickdarmkarzinomen allerdings läßt sich ein künstlicher Darmausgang oft nicht vermeiden.

Ist nach dem Tumorstadium die Gefahr eines Lokalrezidivs oder Fernrezidivs gegeben, dann wird an die operative Therapie eine kombinierte Chemo- und Radiotherapie angeschlossen. Die Chemotherapie besteht wie bei den Kolonkarzinomen aus Fluorouracil und Folinsäure.

Bei großen Rektumkarzinomen wird gelegentlich die Kombination von Chemotherapie und Radiotherapie auch präoperativ eingesetzt, um den Tumor zu verkleinern und nachfolgend eine kontinenzerhaltende Operation zu ermöglichen.

Arzneimittel in der Behandlung bösartiger Tumoren

Hemmstoffe der Mitosespindel	Topoisomerase-Hemmer	Zytostatika unterschiedlicher Wirkmechanismen	Serotonin-(5-HT$_3$)-Antagonisten	Dopamin-Antagonist
Vinblastin (Velbe®) Injektionsflasche mit 10 mg Wirksubstanz	**Etoposid** (Exitop®) Kapseln mit 50 mg/100 mg Wirksubstanz	**Cisplatin** (Platiblastin®) Trockensubstanz mit 10 mg/50 mg Wirksubstanz	**Dolasetron** (Anemer®) Filmtabletten mit 50 mg/200 mg Wirksubstanz	**Alizaprid** (Vergentan®) Tabletten mit 50 mg Wirksubstanz
Vincristin (FARMISTIN®) Injektionsflasche mit 1 mg/2 mg Wirksubstanz	**Teniposid** (VM 26-Bristol®) 1 Ampulle mit 50 mg Wirksubstanz	**Carboplatin** (Carboplat®) Injektionsflasche mit 50 mg/150 mg/450 mg Wirksubstanz	**Granisetron** (Kevatril®) Filmtablette mit 2 mg Wirksubstanz	
Vindesin (Eldisine®) Injektionsflasche mit 5 mg Wirksubstanz	**Topotecan** (Hycamtin®) Durchstechflasche mit 4 mg Wirksubstanz	**Dacarbacin** (Detimedac®) Durchstechflasche mit 100 mg/200 mg/500 mg/1000 mg Wirksubstanz	**Ondansetron** (Zofran®) Filmtabletten mit 4 mg/8 mg Wirksubstanz	
Vinorelbin (Navelbine®) 1 ml Infusionslösung mit 10 mg Wirksubstanz	**Irinotecan** (Campto®) Infusionslösung mit 40 mg/100 mg Wirksubstanz	**Procarbacin** (Natulan®) Kapsel mit 50 mg Wirksubstanz	**Tropisetron** (Navoban®) Kapsel mit 5 mg Wirksubstanz	
Paclitaxel (Taxol®) 1 ml Infusionslösung mit 6 mg Wirksubstanz				
Docetaxel (Taxotere®) Infusionslösung mit 20 mg/80 mg Wirksubstanz				

Antimetaboliten	Alkylanzien	Zytostatisch wirkende Antibiotika
Methotrexat (Farmitrexat®) Infusionslösung mit 5 mg/20 mg/50 mg/ 500 mg/1000 mg/2000 mg Wirksubstanz	**Cyclophosphamid** (Endoxan®) 1 Dragee mit 50 mg Wirksubstanz	**Doxorubicin** (Adriblastin®) Injektionsflasche mit 10 mg/20 mg/50 mg/ 150 mg Wirksubstanz
Fluorouracil (Fluroblastin®) Injektionslösung mit 200 mg/500 mg/ 1000 mg Wirksubstanz	**Chlorambucil** (Leukeran®) Manteltabletten mit 2 mg/5 mg Wirksubstanz	**Epirubicin** (Farmorubicin®) Injektionsflasche mit 10 mg/20 mg/50 mg Wirksubstanz
Cytarabin (Udicil®) Injektionslösung mit 100 mg/500 mg/1000 mg/ 2000 mg Wirksubstanz	**Ifosfamid** (Holoxan®) Lösung zur Injektion mit 2 mg Wirksubstanz	**Idarubicin** (Zavedos®) Injektionsflasche mit 5 mg/10 mg/20 mg Wirksubstanz
Gemcitabin (Gemzar®) Durchsteckflasche mit 200 mg/1000 mg Wirksubstanz	**Melphalan** (Alkeran®) Manteltabletten mit 2 mg/5 mg Wirksubstanz	**Dactinomycin** (Lyovac-Cosmegen®) Injektionsflasche mit 0,5 mg Wirksubstanz
Mercaptopurin (Purin-Nethol®) Tablette mit 50 mg Wirksubstanz	**Busulfan** (Myleran®) Manteltabletten mit 0,5 mg/2 mg Wirksubstanz	**Mitomycin** (Ametycine®) Durchstechflasche mit 20 mg Wirksubstanz
Tioguanin (Thioguanin Glaxo Wellcome®) Tablette mit 40 mg Wirksubstanz	**Treosulfan** (Ovastat®) Kapsel mit 250 mg Wirksubstanz	**Mitoxantron** (Novantron®) Injektionsflasche mit 10 mg/20 mg/25 mg/ 30 mg Wirksubstanz
Azathioprin (Imurek®) Filmtabletten mit 25 mg/50 mg Wirksubstanz	**Thiotepa** (Thiotepa Lederle®) Injektionsflasche mit 15 mg Wirksubstanz	**Bleomycin** (Bleomycinum Mack®) Injektionsflasche mit 15 mg Wirksubstanz

Acetylcholin Neurotransmitter; Überträgerstoff im vegetativen Nervensystem. Auch als Gefäßhormon bezeichnet, denn es erweitert die Blutgefäße und senkt dadurch den Blutdruck. Die Substanz wirkt nur sehr kurz. Sie wird durch das Enzym Acetylcholinesterase abgebaut.

Adrenalin Hormon des Nebennierenmarks; wirkt vor allem gefäßverengend, erhöht die Pulsfrequenz und den systolischen Blutdruck.

Anticholinergika Sie unterdrücken die Wirkung des Acetylcholins.

Agranulozytose Mangel an Granulozyten (sie bilden den Hauptanteil der weißen Blutkörperchen) im Blut. Agranulozytose ist eine gefährliche allergische Reaktion, häufig durch Medikamente verursacht, z.B. Analgetika, Diuretika, Antibiotika, Goldpräparate.

Akinese Bewegungshemmung der Muskeln von Rumpf, Gliedmaßen und Gesicht bei bestimmten neurologischen Erkrankungen, z.B. Parkinson-Syndrom.

Angiotensin-Conversions-Enzym ACE. Enzym, das Angiotensin I in Angiotensin II umwandelt. Angiotensin II wirkt stark gefäßverengend und steigert dadurch den Blutdruck. Außerdem macht es durstig und salzhungrig.

Azathioprin Antimetabolit; wirkt immunsuppressiv und entzündungshemmend. Anwendung manchmal bei rheumatoider Arthritis.

Bilirubin Gallenfarbstoff.

Blut-Hirn-Schranke System, das den Stoffaustausch zwischen Blut und Gehirn behindert. Durchlässig ist die Blut-Hirn-Schranke für Sauerstoff, Kohlendioxid und Wasser. Dagegen wird auch die Passage vieler Arzneimittel, z.B. Dopa, ins Gehirn gehemmt. Im konkreten Fall verwendet man das transportfähige Levodopa, das nach der Passage im Gehirn zu Dopa umgewandelt wird.

Bradykardie Verlangsamte Schlagfolge des Herzens; bei Sportlern, unter Medikamenten, z.B. Betablockern.

Calcium-Kanalblocker Calcium-Antagonisten. Hemmen den Einstrom von Calcium in die Zelle. Folgen: Gefäßerweiterung, Blutdrucksenkung.

Cholesterin Fettartige Verbindung. Bestandteil der Körperzellen und der Körperflüssigkeiten. Grundsubstanz der Steroidhormone und der Gallensäuren. Spielt eine wichtige Rolle bei der Entstehung der Arteriosklerose, da es sich an der Gefäßwand ablagert.

CRP = cAMP-Rezeptorprotein Bindungsprotein; bewirkt Freisetzung von zyklischem Adenosinmonophosphat (cAMP), einem sekundären Überträgerstoff. Wichtig für den Energiestoffwechsel.

Dopamin-Rezeptor Empfangsorgan, speziell Chemorezeptor für Dopamin, die Ausgangssubstanz für Adrenalin und Noradrenalin.

Ergotalkaloide Ergotamine. Aus dem Mutterkorn Secale cornutum, einem Pilz, gewonnene Wirkstoffe, die u. a. gefäßverengend wirken und die Dopaminrezeptoren stimulieren. Als Medikament vor allem bei Migräne eingesetzt.

Extrapyramidal Außerhalb der Pyramidenbahn. Extrapyramidale Störungen (z.B als Nebenwirkungen von Neuroleptika) können sich als Tremor, Rigor, Akinese, Tic oder Chorea äußern.

Hämolyse Abbau bzw. Auflösung roter Blutkörperchen (Erythrozyten). Physiologisch als normaler Alterungsprozeß oder krankhaft, z.B. infolge von Giften (Schlangen-, Insektengift).

Hämorrhagisch Zu Blutung führend.

HDL High density lipoproteins; Lipoproteine hoher Dichte; sie binden freies Cholesterin und machen es unschädlich. Dies sind die „guten" Blutfette.

Hypnotika Schlafmittel, meist Benzodiazepine, seltener Chloralhydrat oder Barbiturate.

Interferone Eine Gruppe spezifisch wirkender Hemmstoffe der Virussynthese. Interferon bildet die Zelle, sobald sie von einem Virus befallen wird, und schützt dadurch den Organismus vor einer Infektion.

Kreatinin Aus Kreatin im Muskelgewebe gebildetes Produkt des Muskeleiweißstoffwechsels. Kreatinin wird mit dem Urin ausgeschieden.

LDL Low density lipoproteins; Lipoproteine geringer Dichte; sie transportieren Cholesterin. Es sind die „bösen" Blutfette.

Leukotriene Mediatoren entzündlicher bzw. allergischer Reaktionen. Sie verengen die Bronchien, erhöhen die Durchlässigkeit der Blutgefäße und begünstigen Ödeme.

Leukozytose Krankhafte Zunahme der weißen Blutkörperchen (Leukozyten) im Blut.

Lipidsenker Medikamente, die erhöhte Blutfette senken. Verschiedene Wirkungsmechanismen, z. B. über Senkung des Cholesterins in der Leber, Senkung der Triglyzeride, Hemmung der Cholesterinsynthese oder der Lipoproteinsynthese.

Makrolid-Antibiotika Aus Streptomyces-Arten oder synthetisch hergestellte, bakteriostatisch wirkende Antibiotika.

Metaplasie Nachhaltige Umwandlung von Gewebezellen, z. B. von Plattenepithel der Speiseröhre in Zylinderepithel bei der Refluxkrankheit.

Minussymptome So bezeichnet man bestimmte Begleiterscheinungen psychiatrischer Erkrankungen, z. B. Apathie, Sprachverarmung, affektive Verflachung.

Mitose Zellkernteilung; erfolgt in mehreren Phasen und führt zur Bildung zweier genetisch identischer Tochterzellen. Mitosehemmstoffe greifen während verschiedener Phasen in die Zellteilung ein.

Nekrotisierend Das Absterben von Zellen oder Geweben herbeiführend. Nekrose bedeutet Gewebszerfall.

Noradrenalin Im Nebennierenmark gebildeter Neurotransmitter an sympathischen Nerven. Noradrenalin erhöht den Blutdruck und senkt die Pulsfrequenz.

Onkogen Ein Gen (Erbfaktor), das zu bösartiger Veränderung einer Zelle führen kann. Gehäuftes Vorkommen in einer Familie stellt einen Risikofaktor dar, an der betreffenden Krebsart zu erkranken, z. B. Brustkrebs (HER 2).

Positiv inotrop Die Kontraktionskraft des Herzens steigernd; in diesem Sinn wirken z. B. Digitalisglykoside.

Prävention Maßnahmen zur Verhütung oder Früherkennung von Erkrankungen durch Ausschalten schädlicher Faktoren und frühzeitige Behandlung.

Prophylaxe Medizinische und sozialhygienische Maßnahmen zur Verhütung von Krankheiten.

Prostaglandine Hormonähnliche Substanzen, die in verschiedenen Körperflüssigkeiten und Organen vorkommen. Sie sind an der Entstehung von Fieber, Entzündungen und Schmerzen beteiligt. Hemmend auf Prostaglandine wirken nichtsteroidale Antirheumatika.

Rezeptor Nervenendigung oder Zelle, die durch Umwandlung von Reizen in Erregung Informationen von außen oder innen aufnimmt, welche über hinführende (afferente) Nerven zum zentralen Nervensystem geleitet werden.

Rigor anhaltende Muskelstarre.

Schleifendiuretikum Entwässerndes Mittel, das an einem bestimmten Teil der Harnkanälchen – der Henle-Schleife – in der Niere angreift. Starke Akutwirkung.

Serologische Untersuchung Serodiagnostik. Untersuchung des Blutserums (flüssiger ungerinnbarer Teil des Blutplasmas) zur Diagnose u. a. von Infektionskrankheiten und Autoimmunkrankheiten.

Steroidhormone Hormone, deren Grundgerüst aus drei Sechserringen und einem Fünferring (Steran- oder Gonanring) besteht. Zu den Steroidhormonen zählen männliche und weibliche Geschlechtshormone, Glukokortikoide und Mineralokortikoide.

Synaptischer Spalt Schmale Lücke zwischen zwei Nervenzellen, an der Erregung von einer Zelle auf die andere übertragen wird.

Theophyllin Gefäß- und bronchienerweiternde Substanz, die zur Behandlung von chronisch obstruktiven Atemwegsleiden verwendet wird.

Thrombozytopenie Abnahme der Thrombozyten. Verschiedene Ursachen: z. B. zu geringe Bildung im Knochenmark, verkürzte Lebensdauer der Thrombozyten durch Medikamente.

T-Lymphozyten Thymusabhängige kleine weiße Blutkörperchen. Sie sind Träger der zellvermittelten Immunität. Es gibt mehrere Typen und Subtypen, z. B. die Helferzellen und Suppressorzellen, welche die Immunantwort regulieren.

Tumornekrosefaktor (TNF) Von verschiedenen weißen Blutkörperchen gebildetes Zytokin; u. a. hat TNF zytolytische und zytostatische Wirkung.

Zytokine Substanzen, die als interzelluläre Mediatoren Zellen aktivieren. Zytokine sind z. B. Wachstumsfaktoren, Lymphokine, Interleukine.

Norbert H. Rietbrock

Geboren 1931 in Borken/Westfalen. Studium der Medizin in Münster und Hamburg. Nach der Promotion toxikologische und klinisch-pharmakologische Weiterbildung in Hamburg, Würzburg und Berlin. Habilitation 1968. 1969 bis 1976 a. o. Professor an der FU Berlin. 1977 bis 1997 o. Professor an der Universität Frankfurt, Lehrstuhl für Klinische Pharmakologie. Forschungsschwerpunkte Herzinsuffizienz und Koronare Herzkrankheit, lineare und nichtlineare Pharmakokinetik. Initiator und Gründungsmitglied der Deutschen Gesellschaft für Klinische Pharmakologie und Therapie (GKPharm) und der Europäischen Gesellschaft für Klinische Pharmakologie und Therapie (EAOPT). Präsident der GKPharm 1990 bis 1998. Langjähriges Mitglied der Zulassungskommission für Arzneimittel beim Bundesinstitut für Arzneimittel und Medizinprodukte (BfArM) und des Betäubungsmittelausschusses beim Bundesministerium für Gesundheit. Zahlreiche Ehrungen. Seit 1997 emeritiert. Lebt seit 1989 in Lemgo/Lippe.

Harm Bey

Geboren 1940 in Potsdam. Studium der Medizin und Promotion an der Universität Münster. Weiterbildung zum Facharzt für Innere Medizin in Hamm und Wetzlar 1971 bis 1976. Oberarzt an den Friesland-Kliniken Sanderbusch 1976. Weiterbildung im Schwerpunkt Gastroenterologie und entsprechende Anerkennung 1983. Seit 1984 Gastroenterologe am Klinikum Lippe-Lemgo, Medizinische Klinik II.

Hans-Peter E. Lohrmann

Geboren 1943 in Troppau/Sudentenland. Studium der Medizin in Tübingen und Kiel 1962 bis 1968, Promotion 1968 in Tübingen. Klinische Weiterbildung in Hattingen, Ruit und an der Universität Ulm, hier Habilitation 1978, apl.-Professur 1984. Internist mit der Teilgebietsbezeichnung „Hämatologie und internistische Onkologie". Seit 1983 Chefarzt der Medizinischen Klinik II des Klinikums Lippe-Lemgo. Träger des Artur-Pappenheim-Preises der Deutschen Gesellschaft für Hämatologie und Onkologie 1979 und des Farmitalia-Carlo-Erba-Preises der Arbeitsgemeinschaft Internistische Onkologie in der Deutschen Krebsgesellschaft 1983. Gründungssekretär der Deutschen Arbeitsgemeinschaft für Knochenmarkstransplantation. Mitglied der Deutschen Gesellschaft für Hämatologie und Onkologie, der Deutschen Krebsgesellschaft, der Arbeitsgemeinschaft Internistische Onkologie und der Arbeitsgemeinschaft für Knochenmark- und Blutstammzelltransplantation.

Druck: Zechner® - Datenservice und Druck, Speyer
Verarbeitung: Buchbinderei Schäffer, Grünstadt